U0219733

版权声明

Supervision Essentials for
Cognitive-Behavioral Therapy

认知行为治疗督导精要

〔美〕科里·F. 纽曼（Cory F. Newman）
丹妮尔·A. 卡普兰（Danielle A. Kaplan） 著

刘稚颖 译

中国轻工业出版社

图书在版编目（CIP）数据

认知行为治疗督导精要／（美）科里·F.纽曼（Cory
F. Newman），（美）丹妮尔·A.卡普兰（Danielle A.
Kaplan）著；刘稚颖译. —北京：中国轻工业出版社，
2022.10

ISBN 978-7-5184-4011-5

Ⅰ. ①认… Ⅱ. ①科… ②丹… ③刘… Ⅲ. ①认
知−行为疗法 Ⅳ. ①R749.055

中国版本图书馆CIP数据核字（2022）第094566号

总 策 划：石 铁
策划编辑：戴 婕 责任终审：张乃东 责任校对：万 众
责任编辑：戴 婕 刘 雅 责任监印：刘志颖

出版发行：中国轻工业出版社（北京东长安街6号，邮编：100740）
印 刷：三河市鑫金马印装有限公司
经 销：各地新华书店
版 次：2022年10月第1版第1次印刷
开 本：880×1230 1/32 印张：7
字 数：90千字
书 号：ISBN 978-7-5184-4011-5 定价：66.00元
读者热线：010-65181109，65262933
发行电话：010-85119832 传真：010-85113293
网 址：http://www.chlip.com.cn http://www.wqedu.com
电子信箱：1012305542@qq.com
如发现图书残缺请与我社联系调换
220222Y2X101ZYW

推荐序

临床心理督导对于培养有胜任力的心理治疗师的必要性，近年来已经得到了更多专业人士的认可，治疗师们对督导的需求日益增长。然而，督导师自身的专业胜任力还未引起充分的重视。尤其受到对"明星"治疗师个人崇拜风气的影响，晕轮效应十分突出，不少人依然相信一个优秀的治疗师自然也是优秀的督导师。希望本书的出版能够帮助临床心理学从业人员进一步认识到，督导实践是不同于心理咨询实践的一种专业活动，督导师需要接受系统性的专门训练才能获得胜任力。

本书为美国心理学会组织编写的"临床督导精要丛书"中的一本，专门介绍关于认知行为治疗（cognitive-behavioral therapy，CBT）督导的理论模型与实践方法。本书的两位作者科里·F. 纽曼（Cory F. Newman）和丹妮尔·A. 卡普兰（Danielle A. Kaplan），曾分别在美国宾夕法尼亚大学和贝克认知行为治疗研究所师从阿伦·贝克（Aaron Beck）博士，以及在美国认知治疗研究所接受罗伯特·莱希（Robert Leahy）博士的指导进行工作，具有丰富的 CBT 督导实践及教学经验。我自己多年以前在贝克研究所参加过纽曼博士的培训，他是一位培训和督导经验丰富的学者。本书作为一本培养认知行为治疗督导师的简明教材或工作手册，不但介绍了 CBT 督导的理论模型、基本原则以及核心技术，同时也强调了对受督者的思维训练——帮助受督者学会像 CBT 实践者一样思考！

国内目前已经翻译出版的有关临床心理督导的专业书籍并不是很多，专门介绍某一种心理咨询与治疗理论流派的督导专著更是稀少。有关 CBT 督导方面的书，除了我领衔翻译的《认知行为治疗培训与督导》外，就是这本《认知行为治疗督导精要》。这两本书从不同的角度可以很好地满足从事 CBT 督导的同行的学习需要。有些人会认为督导是具备相当学识和经验的人才能做的工作，自己才开始做心理咨询，督导这个功能离自己还很遥远。而实际上，在成熟的心理健康专业人员培养体系中，博士阶段就需要学习有关督导的课程，并进行有关督导实践的实习活动，同时接受督导师的督导。目前在国内的一些精神卫生治疗机构，已经开展对住院及门诊病人的认知行为治疗，所有参与治疗工作的医生及其他专业人员也需要定期接受督导。可见，未来将有越来越多的人从事与督导有关的工作。

本书简体中文版译者刘稚颖老师，早年接受过中德班高级心理治疗师（行为与催眠组）三年连续培训，之后参加了我在国内连续举办的认知行为治疗系统培训，她在苏州大学为应用心理学专业硕士研究生开设了"认知行为治疗"课程，同时也是苏州大学大学生心理健康教育研究中心的专职心理治疗师与督导师，近年来一直从事认知行为治疗的临床实践与督导。她翻译的《临床心理督导纲要（原著第六版）》（*Fundamentals of Clinical Supervison*, 6th Edition）在国内产生了很大影响。我相信这些专业学习经历以及多年的临床实践，可以帮助刘老师更加全面深入地理解本书的内容，并用中文进行准确表达。

希望本书的面世，能进一步推动认知行为治疗在国内的实践应用，提高人才培养质量。

王建平

二级教授、博士生导师

北京师范大学心理学部临床与咨询心理学院副院长

中国心理卫生协会 CBT 专业委员会副主任委员

美国贝克认知行为治疗研究所 CBT 国际顾问委员会委员

2022 年 4 月

将爱与感激献给我的父亲诺曼（Norman）和母亲菲莉丝·纽曼（Phyllis Newman），他们是我最初的"督导师"。

——科里·F. 纽曼（Cory F. Newman）

致艾伦（Alan）、乔纳森（Jonathan）与安娜莉瑟（Annalise），你们是我心中最大的幸福。

——丹妮尔·A. 卡普兰（Danielle A. Kaplan）

"临床督导精要丛书" 前言

　　我们两位作者都是临床督导师。我们对正在接受治疗师训练的学生教授督导的课程。我们为实践中的督导师们开展有关督导的工作坊及提供顾问咨询。我们也进行关于督导的研究及写作。说我们吃饭和呼吸时都在督导也许是有点夸张的话，但其实也是基本属实的。我们全身心地投入这个领域，努力帮助督导师们为那些专业学习者提供最全面而有益的指导。我们同时也在努力帮助受督者 / 受指导者 / 受训者理解他们在督导过程中的责任，从而在督导中成为更好的合作者。

　　什么是督导？督导对于心理治疗实践至关重要。爱德华·沃特金斯（Edward Watkins）在《心理治疗督导手册》[1] 中指出，"如果没有心理治疗督导的存在，心理治疗的实践可能会受到高度质疑并且可能 / 应该会终止"（p. 603）。

　　督导被定义为：

　　　　督导是由一个具备更高资历的专业人员对来自同专业内（有时也可能是不同专业）初级人员所提供的一种干预。这种

---

[1] Watkins, C. E., Jr. (Ed.). (1997). *Handbook of psychotherapy supervision*. New York, NY: Wiley.

关系是：

- 评价性的，上下级关系；

- 需持续一定的时间；

- 同时具有多个目标：提高初级人员的专业能力，监控被督
  导者向来访者提供的专业服务的质量，并且对即将进入本
  专业的人员进行评价和严格把关。（p. 9）[1]

目前专业文献中已经广泛认可，督导本身是一种专门的活动[2]。我们不能假设一个优秀的治疗师也自然是一个优秀的督导师，也无法想象仅仅通过单纯的学术和说教的方法"指导"如何进行督导就能培养出优秀的督导师。

那么，如何成为一名优秀的督导师？

现在，督导已被认为是心理学家[3,4]以及其他心理健康专业人员的一个核心胜任力范畴。有关专业组织制订了指导纲领以促进

---

[1] Bernard, J. M., & Goodyear, R. K. (2014). *Fundamentals of clinical supervision* (5th ed.). Boston, MA: Pearson.

[2] Bernard, J. M., & Goodyear, R. K. (2014). *Fundamentals of clinical supervision* (5th ed.). Boston, MA: Pearson.

[3] Fouad, N., Grus, C. L., Hatcher, R. L., Kaslow, N. J., Hutchings, P. S., Madson, M. B., . . . Crossman, R. E.(2009). Competency benchmarks: A model for understanding and measuring competence in professional psychology across training levels. *Training and Education in Professional Psychology*, 3(4 Suppl.), S5–S26.

[4] Kaslow, N. J., Rubin, N. J., Bebeau, M. J., Leigh, I. W., Lichtenberg, J. W., Nelson, P. D., . . . Smith, I. L. (2007).Guiding principles and recommendations for the assessment of competence. *Professional Psychology:Research and Practice*, 38, 441–51.

专业群体间及国际性的督导活动（如美国心理学会[1]、美国婚姻与家庭治疗协会[2]、英国心理学会[3,4]以及加拿大心理协会[5]）。

《卫生服务心理学的临床督导纲领》[6]基于以下假设，特别强调督导：

- 必须通过正规教育和训练；
- 必须将保护来访者/病人以及社会公共利益作为优先任务；
- 聚焦于受督者的胜任力培养与专业性发展；
- 要求督导师自身在基础胜任力以及功能胜任力领域的胜任力也要接受督导；
- 是以有关督导以及督导所涉及的胜任力的近期循证研究为基础的；
- 要建立并维持一种尊重、合作的督导关系，同时包含促进

---

[1] American Psychological Association. (2014). *Guidelines for clinical supervision in health service psychology.*

[2] American Association of Marriage and Family Therapy. (2007). *AAMFT approved supervisor designation standards and responsibilities handbook.*

[3] British Psychological Society. (2003). *Policy guidelines on supervision in the practice of clinical psychology.*

[4] British Psychological Society. (2010). *Professional supervision: Guidelines for practice for educational psychologists.*

[5] Canadian Psychological Association. (2009). *Ethical guidelines for supervision in psychology: Teaching, research, practice and administration.*

[6] American Psychological Association. (2014). *Guidelines for clinical supervision in health service psychology.*

性和评价性成分，必要时还需要修复督导关系；

■ 要求督导师和受督者均承担各自的相应责任；

■ 是有意识地涉及专业实践的各个方面的不同维度并对它们进行整合；

■ 同时受到专业及个人因素的影响，包括价值观、态度、信念以及人际偏差；

■ 实施过程中必须遵守伦理与法律的规定；

■ 采用基于发展的、重视个人优势的方法；

■ 要求督导师与受督者进行反思性实践和自我评估；

■ 要求进行督导师与受督者之间的双向反馈；

■ 将对受督者是否达到所期待的胜任力进行评价；

■ 承担着专业守门人的功能；

■ 在本质上区别于顾问咨询、个人心理治疗以及教练。

美国各州对督导师资格认证的法律法规不断增加，并要求各专业领域的毕业生必须完成多种形式的督导实践课程和临床实习，这些都体现了督导的重要性。此外，研究结果也证实[1]了从业人员中承担督导职责的普遍性——在从事临床实践的头 15 年内，有 85% ~ 90% 的治疗师最终都成了临床督导师。

---

[1] Rønnestad, M. H., Orlinsky, D. E., Parks, B. K., & Davis, J. D. (1997). Supervisors of psychotherapy: Mapping experience level and supervisory confidence. *European Psychologist*, 2, 191–201.

因此，现在我们明白了好的督导的高度重要性及其普遍性。我们也了解了关于督导实践胜任力的指导纲领，对督导的一系列目标也有了深刻印象。然而，这样就足以成为一名好的督导师了吗？还不够。学习督导的最佳途径之一是向备受敬重的督导师（业内专家）学习，他们拥有关于督导的程序性知识[1]，知道何时、如何以及为何这么做。

是什么激发了我们编写这套丛书的动机？当我们四处寻找可以帮助我们开展对临床督导的督导、教学、研究的相关资料时，我们很沮丧地发现，专家级督导师们从未齐心协力地共同来展现督导的核心模型，包括教学和体验的不同形式。我们似乎很需要有这么一个论坛，好让督导领域的专家们——他们既有理论知识又有实践经验——以通俗易懂、简明扼要的形式来介绍他们督导方法的基础，展示他们在真实督导会谈中所做的工作。这一需要，从本质上来说，就是最佳督导实践的一个展示。

因此，本督导精要丛书就是要来做这样一件事情。我们慎重考虑了督导实践的一些主要方法——那些基于某种理论取向的或跨理论的督导模型。我们向在国际和美国督导领域工作的心理学家、教师、临床督导师以及研究者群体进行了调研，我们请他们指出哪些特定的督导模型应该被遴选进来，并选出他们认为该领域内公认的专家。我们还请这些同行提出督导会谈中通常需要涉

---

[1] Schön, D. A. (1987). *Educating the reflective practitioner: Toward a new design for teaching and learning in the professions.* San Francisco, CA: Jossey-Bass.

及的一些关键问题。通过收集以上的群体共识，我们最终选出了由 11 位督导专家组成的梦之队，他们不但发展了一个督导工作模型，而且在临床督导领域拥有丰富的经验。

我们请每位督导专家写一本简要的书来阐述他或她的督导方法，包括重要的关键维度 / 基本原则、方法 / 技术、相应的结构和过程、有关本模型的研究证据，以及常见督导问题的处理办法。此外，我们还请每位作者用一个章节来具体描述一次督导会谈，包括呈现督导会谈的逐字稿，通过这种形式来展示督导的详细过程，这样读者就能看到理论模型是如何应用于现实的督导会谈中的。

除了写书，每位专家还拍摄了对受督者的一次真实督导会谈视频，以展示其督导方法在实践中的应用。美国心理学会出版社将这些视频制作成一个系列，以光盘的形式单独出售。本系列书籍和视频资料可配合使用，也可单独使用，它们适合那些渴望学习督导的读者，也有助于督导师深化督导领域的知识，还能帮助受督者成为更好的受督者，对教授督导课程的教师以及钻研督导教学的研究者也将有所裨益。

关于本书

在这本《认知行为治疗督导精要》中，科里·F. 纽曼和丹妮尔·A.卡普兰展现了这是一本兼具学术性和实践性的认知行为治疗督导书籍。在其复杂的理论框架体系中，作者们使用了多种形式的指导方法——例如家庭作业、角色扮演、录音录像以及苏格拉底式提问，同时也使用了CBT治疗的多种技术。然而，作者并没有仅仅沿袭传统。纽曼和卡普兰博士挑战了我们对于CBT原则的旧观念，比如聚焦督导关系的重要性、提出督导师应成为开放性的角色榜样。除了介绍有关如何进行反馈、评估以及处理高危情境等方面的重要内容外，他们也涉及近些年来引起高度关注的伦理与多元文化议题。纽曼和卡普兰博士通过展示真实的督导案例来深入浅出地说明督导的具体过程，使理论模型变得生动有趣。这些例证描述了一个简明、清晰的模型，让督导师可以用来指导督导会谈的目标以及干预方法。从设置议程、签署督导协议到效果评估，督导师运用CBT技术帮助受督者学习如何像一名CBT治疗师那样去思考。

这本富有思想的书对于专业领域的从业人员和学生都是十分重要的，无论是新手还是资深督导师，如果希望致力于循证方法的督导实践，那么本书将提供督导师们所需要的宝贵的行业智慧。

感谢您对本书的关注，希望这一丛书将对您的工作产生积极且有意义的促进作用。

汉娜·利文森（Hanna Levenson）

阿帕那·G.因曼（Arpana G. Inman）

致　谢

在此，我们谨向美国心理学会的出色专业团队致以最诚挚的感谢，包括汉娜·利文森，她邀请我们写作本书；阿帕那·因曼、雷萨拉尼·约翰逊（Resarani Johnson）以及爱德·梅登鲍尔（Ed Meidenbauer），在制作本项目的视频工作中提供了帮助。特别感谢汉娜与阿帕那的支持，他们对于本书的最终问世起到了重要作用。此外，也要感谢泰勒·奥尼（Tyler Aune）、乔安妮·雷瓦克（Joanne Revak）和苏珊·瑞诺尔德斯（Susan Reynolds）在本书编辑方面所提供的协助，以及马拉·凯尼斯科尼奇（Marla Koenigsknecht）在市场推广方面的专业帮助。感谢安德鲁·卡奎斯特（Andrew Carlquist），这位优秀的博士生作为受督者参与了视频制作的过程，证明了自己在 CBT 治疗师的职业生涯初期就已经具备了高水平的胜任力。回顾这段有意义的时光，我们庆幸邀请到了各领域内顶尖的临床督导师来作为专业角色的学习典范。我们在引言中介绍了这些专家的姓名。在这里，我们要向这些令人尊敬的同行致以敬意，他们在循证的临床督导领域的开创性工作令本书的内容熠熠生辉。

科里·纽曼在此致谢阿伦·T. 贝克（Aaron T. Beck）与茱蒂丝·贝克（Judith Beck），他们让他有机会在贝克认知行为治疗研究所成为外聘督导师团队的一员长达 20 多年，在每年督导来自北美以及世界各地学术机构的贝克学者的过程中，他获得了宝贵的跨文化工作经验。在离家更近的宾夕法尼亚大学，科里有幸为部分优秀的住院临床医生提供督导，他们的学习热情、丰富知识以及专业奉献促使他成为更好的督导师。

丹妮尔·卡普兰认为，自己作为一名 CBT 督导师所拥有的全部技能，很大程度上要归功于在专业受训过程中得到的专业化系统督导及指导。她要特别感谢唐纳德·鲍克姆（Donald Baucom）与伯纳德特·格雷 – 利特尔（Bernadette Gray-Little）博士，以及詹姆士·奥基非（James O'Keefe）博士，对于自己成长为一名临床及专业工作者所付出的努力。她也要感谢大卫·格林伯格（David Greenberg）博士，给了自己作为初出茅庐的心理学家第一次尝试督导的机会。

丹妮尔非常幸运地在职业生涯之初就能在纽约的美国认知治疗研究所（American Institute for Cognitive Therapy，AICT）为罗伯特·莱希（Robert Leahy）博士工作。莱希博士以及 AICT 的同事们，以及博士生大卫·法扎里（David Fazzari）、丽萨·纳波里塔诺（Lisa Napolitano）、劳拉·奥利弗（Laura Oliff）、詹妮·泰兹（Jenny Taitz）、丹尼斯·特奇（Dennis Tirch）和雷尼·兹威格（Rene Zweig），加深和扩展了她对 CBT 及其相关治疗的理解，并持续影响了她自己的工作与督导风格。她同时还感谢莱希博士组织的那次晚宴，自己碰巧坐在科里·纽曼博士的对面，如果没有纽曼博士，她此生无疑永远不可能有机会参与书写本书这样的项目。与科里的合作是一种荣耀，也是一种快乐。能有机会在纽约大学贝尔维尤（Bellevue）医学中心进行教学和督导，极大地充实了丹妮尔的职业生涯，她所认识的部分优秀心理学实习生和精神科住院医生，都在这里接受学术训练。她深深地感谢博士生卡罗尔·伯恩斯坦（Carol Bernstein）、伊芙·卡里格（Eve Caligor）、伊琳·科恩（Ilene Cohen）、艾伦·艾略特（Alan Elliot）、露西·哈特内（Lucy Hutner）以及泽维·莱文（Ze'ev Levin）一直以来对自己的教学和训练，还有米歇尔·罗森伯格（Michele Rosenberg）博士，给自己机会参与设计并实施在贝尔维尤的CBT训练项目。在贝尔维尤受训的这段时间，丹妮尔还获得了与马克·艾维瑟斯（Mark Evces）博士的友谊，他是一名杰出的朋辈督导师及事业合作伙伴。如果没有先生艾伦·沃波特（Alan Wolpert）的结构化的、理性的和坚定的情感支持，自己无法顺利完成本书的写作。感谢他长期以来对自己的信任、对家庭的大力支持，以及坚信他们共同拥有的美好愿望终将实现。

目　录

引　言

以下三个场景来自我们职业经历中的一些真实故事：

1. 一名博士后同行向她的三位督导师中的一位抱怨，自己没有获得足够胜任的督导。她要求其中一位督导师指出他阅读过的关于督导方面的书籍。督导师走到他自己的书架前，抽出自己所著的关于督导的一本书，此时受督者十分惊讶地说："你是我所有的督导师中第一个写过督导专著的人。"

2. 一个设置在医院里的临床心理治疗中心门诊部安排并举行了一次临床督导师会议。负责培训的主管向大家说明了定期举行正式的朋辈督导会议的重要性，至少每个月举行一次。第二个月，很多督导师缺席了会议。再接下来的一个月，督导会议延期了。后来，督导会议就再没有举行过。

3. 一位资深的 CBT 督导师收到一条来自之前受督者的语音信箱留言，他刚刚找到了第一份工作，在一所大学当助教。他解释说，他目前的工作职责之一是为系里的部分大学生提供临床督导。他问自己的前督导师，"我是否可以邀请您对我进行'督导的督导'？因为我之前从未接受过督导方面的训练，老实说我很焦虑。"

提供有胜任力的临床督导对于成功的治疗师训练至关重要，这为治疗师达到并在整个职业生涯中保持高水平的专业标准奠定了基础。遗憾的是，在心理治疗的发展历史中，对新任督导师的正规训练以及对督导方法及其有效性的实证研究，很大程度上被忽略了。至于在 CBT 相关领域内，尽管有大量激增的数据支持众多类型的临床心理问题及人群治疗方法的有效性，但是关于认知行为督导（cognitive-behavioral supervision，CBS）关键要素的相应知识基础却是极不匹配的。也就是在比较近的这段时间，在广泛的心理治疗领域，尤其是 CBT 领域，有关临床督导胜任力的理论、技术和实证研究才开始出现（如，Bernard & Goodyear, 2014; Campbell, 2005; Corrie & Lane, 2015; Falender & Shafranske, 2004, 2008; Fleming & Steen, 2012; Hawkins & Shohet, 2012; Kaslow & Bell, 2008; Liese & Beck, 1997; Milne, 2009; Milne, Reiser, Aylott, Dunkerley, Fitzpatrick, & Wharton, 2010; Milne, Sheikh, Pattison, & Wilkinson, 2011; Padesky, 1996;Roth & Pilling, 2008a, 2008b; Scaife, 2001; Sudak et al., 2015; Watkins, 1997,2011; Watkins & Milne, 2014）。

本书将以上述出版成果（以及其他相关资料）为基础，将 CBT 理论与实践的核心特征与不断增长的关于督导胜任力的实证研究成果结合起来，为读者呈现一本关于如何成为有效的 CBT 督导师的务实有用的入门读物。临床督导领域的趋势已经发生改变，尽管我们距离获得所有答案还非常遥远，但我们确信，诸如本篇开头三个故事所呈现的情境将会逐渐成为罕见的例外事件。

由于 CBT 领域的发展依托于针对特定临床问题的专门治疗方案的实证检验，因此涌现了大量的相应治疗手册。这些手册除了用于指导临床治疗外，也可用于指导督导过程，尤其在督导师特别关注帮助治疗师遵循治疗规范的情况下（参见 Newman & Beck, 2008）。当然也有另一种趋势是试图识别出这些不同的 CBT 治疗手册的共同要素，找出影响多种相关心理障碍的核心过程，从而使得学习 CBT 方法的任务变得更便捷，因为这些方法可广泛应用于不同类型的障碍，并使 CBT 治疗与督导更容易管理，避免过分繁复低效（参见 Barlow et al., 2011; Dobson & Dobson, 2009）。本书并非源自某个统一的手册或标准流程，但它的宗旨是阐述 CBT 督导的普遍性和核心原则。如此，它便能被广泛用于指导各种临床问题的工作领域，并指导受督者能够于临床实践中成功地运用最常用的 CBT 方法。

理论基础与历史背景

本书很大程度上要归功于阿伦·T. 贝克所始创的认知治疗领域的发展（如，Beck, 1976; Beck, Rush, Shaw, & Emery, 1979）。在认知治疗发展初期，这一方法被认为是完全不同于行为治疗的临床实践方法，并且也有人认为它一定程度上区别于认知行为治疗。随着时间的推移，上述三种方法产生了很多的融合（汇聚在现在称为认知行为治疗的总称下面），这部分源于它们具有共同的理论基础，并且重视对治疗方法、过程及结果的评估和检验。因此，我们的宗旨是在本书中呈现认知行为治疗及认知行为督导的通用原则，不过我们的治疗性语言可能对于那些受训（受督导）于贝克模型的专业人员来说是最为熟悉的。

在认知行为督导领域广为引用的两本著作中（Liese & Beck, 1997; Padesky, 1996），作者们重点强调了认知行为治疗会谈与认知行为督导在结构化及目标取向方面的强烈平行关系，其核心理念是，临床会谈的结构化与聚焦——无论是治疗师与来访者之间抑或是督导师与受督者之间——提供了良好的基础以促进学习、有效利用时间，以及将注意和精力集中于重要的议题与目标。督导会谈为受督者提供了一个示范，帮助他们学习如何组织与来访者的CBT会谈。当督导师设置一个议程，积极地进行开放性提问，提供和引发反馈，讨论CBT技术的运用，聚焦于来访者（有时是督导师自己及受督者）的核心行为与认知，进行体验性方法比如角色扮演及布置与回顾家庭作业，这些过程中无疑都是在教受督者如何通过与来访者的工作产生最大的治疗效果。

莱瑟与贝克（Liese & Beck, 1997）以及帕得斯基（Padesky, 1996）同时指出，CBT督导师应帮助他们的受督者学会像CBT实践者一样地思考，包括了解来访者的信念系统来进行个案概念化，识别来访者的行为应对策略（包括优势及劣势），并思考来访者最需要学习和实践哪些方面的心理技能。虽然认知行为督导不等同于 CBT 实践，但两者在理论概念上具有很大的共性，其终极目标是帮助受督者的来访者获得持久的认知行为自助技能。

随着临床督导的胜任力概念模型逐步得到国际化推广，认知行为督导领域也出现了相应的改进（Reiser, 2014）。CBT 强调直接观察、客观标准及评估的重要性，这促使更多作者试图勾勒出认知行为督导的核心成分（如，Milne & Dunkerley, 2010; Reiser & Milne, 2012; Roth & Pilling, 2008a）。与此齐头并进的是，人们越来越认识到，为获得督导胜任力而学习知识、技能和专业态度必须成为临床工作者专业训练的正式部分（Falender & Shafranske, 2004, 2007, 待发表；Kaslow et al., 2004）。在胜任力模型框架内，认知行为督导与其他理论流派督导存在很多的共同特征，比如临床记录和顾问咨询的要素、伦理方面的指导、关注跨文化咨询议题、对受训者的评价和专业守门人职责以及其他有关训练新手治疗师的跨理论共同要素。事实上，本书不仅为读者展现了认知行为督导的核心成分，同时还包括了临床训练和督导的更广范围内容。因此，本书适合于任何方向的心理健康专业领域督导师，尤其是那些原本就主要从事 CBT 或者希望增加对 CBT 了解的督导师，以及承担研究生、博士后、专业人员训练职责的教师们。

本书的最后一章，我们将涉及认知行为督导研究及未来发展方向，下一步的趋势将是对明确定义的督导过程（可能以标准化手册的形式，从而有利于进行研究控制）进行客观、可信的研究评估（Reiser & Milne, 2012）。这些程序以 CBT 理论和实践为核心，同时也来源于教育学原理和学习理论的研究成果（Reiser, 2014），重视角色扮演、复习、模仿学习以及反馈。除最后一章外，前面各章节都有大量关于督导方法的阐述及相应的范例。

认知行为督导与治疗的区别

米尔恩（Milne, 2007）对督导（特别是认知行为督导）的简明定义为"由资深/有资质的心理健康从业人员正式地提供一种密集的、基于关系的、聚焦于临床案例的教育和训练，以支持、指导和引领同业者的工作"（p. 440）。认知行为取向能够清晰地区分督导和治疗，从而使督导师避免发生双重角色（即成为受督者的治疗师）。这并不是说，当受督者因个人因素（如焦虑、不自信、导致痛苦和分心的生活事件等）而在治疗工作中遇到困难时，CBT 督导师会忽略这些因素对受督者工作的影响。这种情况下，CBT 督导师会充满关心地提供一般性支持，以合作的态度与受督者讨论其个人问题在多大程度上影响到他或她与来访者的工作，提供建设性的反馈意见来支持受督者的信心，必要时也会鼓励受督者寻求第三方的专业咨询。

关于 CBT 治疗与 CBT 督导的区别，纽曼（1998）总结了二者在几个变量上的相同与不同之处。例如，治疗关系（therapeutic relationship，TR）与督导关系（supervisory relationship，SR）都涉及角色定义及权力不对等，尽管如此，这种关系又具有充分的共情支持氛围，包括在安全的、专业性的人际边界条件下增进希望感和自我效能感。治疗关系与督导关系的相同之处包括教授技能、定期提供建设性反馈、评估已取得的进步，在这种合作性的专业关系中，专业性较高的一方对于相对初级一方的发展要承担大部分的专业责任。两者的不同之处在于，督导关系不涉及对受督者的治疗，督导关系的时间设置常常依托于学校的教学日程（而不是基于临床、经济方面或研究方面的考虑），督导关系中双方需共同对第三方（来访者）承担责任，在受督者完成训练和获得专业认证后，督导关系将会有更多种关系发展的可能性（例如，督导师与受督者可以成为同事，也可以在将来建立更加个人化的关系，相反，治疗师与来访者之间的关系则在治疗结束后很长时间内都会继续保持各自的角色不变）。

我们的认知行为督导专业成长路径

以下内容是我们两位作者的个人简要说明，回顾我们自己成为一名有经验的 CBT 督导师的专业发展过程。

科里·纽曼：我在 1989 年获得心理学家的执照，但是在这之前我从未接受过关于如何成为一名临床督导师的正规教学。我的督导师成长之路大部分来自 20 世纪 80 年代我作为一名受训者所接受的督导经历，最初我在纽约州立大学石溪分校读博士，然后成为加利福尼亚州帕洛阿托地区的退伍军人医学中心的一名临床心理学实习生，最后我进入宾夕法尼亚大学认知治疗中心接受博士后训练。我很幸运，接受了 CBT 领域内顶尖专家的督导，他们对我作为受训治疗师的发展给予了最大的支持。我不可能列出所有曾督导过我的老师名单，在此我想特别提到以下这几位心理学家，他们是马文·哥德弗莱德（Marvin Goldfried）、汤姆·德祖里拉（Tom D'Zurilla）、丹·奥利里（Dan O'Leary）、史蒂夫·比奇（Steve Beach）、汤姆·柏林（Tom Burling）、詹姆士·摩西（James Moses）、比尔·福斯特曼（Bill Faustman）、弗雷德·莱特（Fred Wright）、阿特·弗里曼（Art Freeman）、鲍勃·伯奇克（Bob Berchick）以及露丝·格林伯格（Ruth Greenberg）。当然，我的博士后导师是一名精神病学家——阿伦·T. 贝克。因此，虽然我从未接受过临床督导师的正规训练，但我有幸跟随这么多杰出的督导师榜样进行观察学习。有意思的是，我的督导师们很可能也从未接受过督导方面的正规训练。

在我取得临床心理学执照后几周，我就加入了认知治疗中心的督导师团队，并且被分配了我的首名受督者——一位一年级博士后研究员——我原以为我得两年后才能有这样的待遇。不久以后，我又被分配了另外的博士后受督者以及来宾夕法尼亚大学进行 CBT 轮转的三年级和四年级的精神科住院医生。后来，我购买了德莱登（Dryden）与索恩（Thorne）于 1991 出版的手册《心理咨询实践的培训与督导》（*Training and Supervisory for Counselling in Action*），这本书在好几年内都是我开展临床督导的主要参考资料。再后来，得益于阿伦·T. 贝克的领导，认知治疗中心连续不断地开展或参加有关各种心理障碍（惊恐障碍、物质滥用、抑郁症、双相情感障碍、人格障碍及其他临床问题）治疗的临床研究试验项目，每一项研究都需要有关于治疗方案指导的督导师。当时分配给我的任务是督导 5 名有执照的心理健康保健人员，他们参加了国家药物滥用研究所在不同地点开展的对于可卡因依赖治疗项目中的 CBT 治疗部分，这项试验研究持续了数年。作为《物质滥用的认知治疗》（*Cognitive Therapy of Substance Abuse*；Beck, Wright, Newman, & Liese, 1993）一书的共同作者，由我来提供基于本书的训练和督导自然是有很多优势的。

1994 年，阿伦·T. 贝克与茱蒂丝·贝克创立了贝克认知治疗研究所（现在已更名为贝克认知行为治疗研究所），之后我被聘任为一个国际培训项目的助理临床督导师（与此同时我继续担任在宾夕法尼亚大学认知治疗中心的治疗师和督导师职位）。在宾夕法尼亚大学和贝克研究所提供临床督导的这些年里，我督导过超过 300 名实习博士生、博士后研究员、精神科住院医生、参与标准化认知行为治疗临床试验的治疗师，还有贝克研究所的外部研究员及"贝克学者"，包括来自五大洲的治疗师们。2011 年秋天，我在科罗拉多大学博尔德分校心理学与神经科学系进行学术休假时（我已获得在科罗拉多州进行心理学执业的执照），我为3名博士生提供了团体督导，给他们上了一门关于如何学习成为一名CBT督导师的研究生课程。

在我成为一名督导师的这些年里（现在依然是），我一直在竭尽个人所能地努力学习关于督导的研究文献。尽管在20世纪80年代，我跟着尊敬的督导师们学到了很多，但是我必须要说，从那之后我从我的受督者那里也学到很多。我希望今后我能一直这样学习下去。

丹妮尔·卡普兰：2000年，我在北卡罗来纳州立大学教堂山分校获得临床心理学博士学位。虽然我们的研究生训练内容中并没有包含有关临床督导的正规课程，但是作为本科生的指导教师，我们必须要参加关于教学的一些课程，并定期接受督导。我在这些着重于教学的课程中学到很多内容，特别是跟随唐纳德·鲍克姆和乔·洛曼（Joe Lowman）博士的学习，为我后来发展成为一名CBT督导师打下了非常重要的基础。

在获得独立执业的执照之后，我立即就开始在伊利诺伊州共济会倡导者医疗中心（Advocate Illinois Masonic Medical Center）督导见习生和实习生，我自己的实习阶段以及博士后工作也是在这个机构完成的。我在这个专业机构里督导了不同水平的心理学受训者，直至2003年我前往纽约，开始在美国认知治疗研究所（AICT）工作。

在AICT，我在罗伯特·莱希（Robert Leahy）博士指导下开展工作，我开始提升自己的督导方法，更多关注 CBT 概念化及干预方法。我在 AICT 的经历对于我的督导师发展生涯具有无可比拟的价值，一方面是因为我得到了机会磨炼和提高我的 CBT 督导技能，另一方面是因为我接受了莱希博士以及研究所其他同事的督导。在 AICT 任职期间，我还有机会为耶希瓦大学费尔考夫心理学研究生院临床心理学专业的博士生开展团体 CBT 督导。

2006 年，我在贝尔维尤医学中心精神科门诊得到一个"认知行为治疗师"的工作职位。我受聘任的这个岗位是专门在认知行为治疗框架内对病人进行工作的，因此这个迹象表明自我开始在这里工作之后，贝尔维尤医学中心的氛围发生了彻底的改变。当时我的岗位职责包括临床工作、督导见习生和实习生、为精神科住院医生提供 CBT 教学及临床选修课。由于我负责住院医生训练项目的 CBT 模块，我必须要提炼出 CBT 督导的基本理念，然后将它们传授给其他督导师，鼓励并协助这些督导师将 CBT 的核心胜任力传播给接受督导的住院医生。

在 2010 年，我担任纽约大学—贝尔维尤心理学博士实习项目的总负责人。在这个位置上，我需要制订整个部门的临床督导工作规范。我在贝尔维尤工作期间，深入研究了关于临床督导的研究文献，特别是有关 CBT 督导的相关资料，包括纽曼博士撰写的大量专业文献。在实习项目的运作过程中，我也持续不断地有机会参与并组织关于临床督导的讨论团体。我与很多同事互相学习，他们的杰出工作使得我对自己的督导能力提出了更高的要求。

迄今为止，我直接进行过 CBT 督导的对象包括超过 150 名见习生、实习生、博士后研究员、精神科住院医生，以及已经取得执照的专业人员，另外我还对其他 100 多名心理学实习生与精神科住院医生的 CBT 训练课程负有总督导的责任。因此，我作为CBT 督导师的成长也在很大程度上要归功于这些受督者们，在每次督导中我有幸与他们共享的一个小时里，他们都帮助我变得更好。

本书导读

我们写作本书的主要目标是为读者提供一本关于有效进行CBT 督导的核心成分的简明手册，它既可以作为一门正规课程的参考指南，也可以作为日常工作的参考书。本书借鉴了过去已出版的优秀理论文献（如，Liese & Beck, 1997; Padesky, 1996），以及不断增长的有关临床督导实践的实证研究资料（如，Bennett-Levy, McManus, Westling, & Fennell, 2009; Milne, Aylott, Fitzpatrick, & Ellis, 2008; Milne, Sheikh, Pattison, & Wilkinson, 2011; Reiser & Milne, 2012）。我们将在书中详细说明这一督导模型的临床内容及具体实操要领。我们努力在写作本书时既传递出督导主题的严肃性，又能示范一种专业关系所特有的积极、友善、共情性的支持。

本书不仅仅描述了 CBT 督导师是如何指导受训者应用 CBT

技术的，也涉及其他重要方面，如认知行为个案概念化、督导中的多元文化与伦理胜任力、改善督导关系及治疗关系、通过督导处理临床危机情境以及督导记录与评价方面的专业管理。此外，本书还介绍了团体督导的应用以及关于督导的督导（也称元督导）模型。通过引用案例资料[1]，本书清晰地阐明了有胜任力的CBT督导的基本知识、技能及态度。读者将学习如何在督导中运用多种教学方法，包括理论指导、体验式练习、录音录像、布置家庭作业等。全书自始至终都展示了如何带着信心和友善开展有胜任力的CBT督导，主动、热情地帮助受训者发展CBT胜任力，并且永不偏离地帮助受训者的来访者这一基本目标。

正如标题所示，本书的写作集结了两位作者多年职业生涯中接受和提供CBT训练的经验优势，不过，无论哪种理论取向，构成临床督导胜任力的技能、态度和知识基础都涵盖了广泛的专业领域，因此本书所描述的督导实践内容也不仅限于CBT督导。同样，我们也不打算事无巨细地描述CBT督导师们所教授、示范与支持的所有CBT特有的方法，因为这些方法可能超出了本书作为一本简明指导手册的内容范围，而且这些方法的具体细节在其他CBT书籍中都有介绍（如Beck，2011）。对于使用特定的CBT手册针对特定的临床问题进行治疗的过程中所提供的督导，我们也

---

[1] 所有案例资料与督导对话都已经过保密处理以保护来访者和受督者的个人隐私，除了安德鲁（Andrew，见第3章）授权同意本书引用的会谈内容，但其来访者的个人信息均已进行保密处理以保护个人隐私。

只能简要介绍几种不同的督导类型。前面已经提到过，我们所描述的 CBT 督导与跨诊断治疗方法（Barlow et al., 2011）保持一致。因此，我们认为本书更多体现了 CBT 督导的基本原则而不是基于某些特定的治疗手册。

第 1 章描述了 CBT 督导的重要维度与核心原则，包括讨论与说明督导关系、督导目标、所传递的价值理念、受督者需要学习的 CBT 方法类型、签订督导协议以及对受督者的评价。第 2 章的标题是督导方法与技术，需要考虑到受督者的发展水平、他们的个性化训练需要、专业设置以及个体督导与团体督导的区别。此外，第 2 章也提到了督导中做好临床记录的重要性。本章剩余部分内容主要聚焦于督导方法，包括指导、示范、角色扮演以及使用录音录像。第 3 章简要回顾了一次典型的 CBT 督导的具体过程，描述了作者之一（科里·纽曼）对一名高年级临床心理学博士生进行督导工作的相关过程。第 4 章主要讨论督导中的一系列特殊议题，包括如何处理受督者存在技能缺陷或专业功能受损的情况，如何进行补救。其他特殊问题还包括督导师面临督导中的多元文化议题、推广良好的职业伦理，在危机情况下有时可能还需要直接对来访者进行干预。第 5 章主要涉及督导师的发展、元督导、督导师的自我照顾等议题，包括从基本训练到继续教育的范畴。第 6 章是关于 CBT 督导领域实证研究的一些文献回顾，同时对 CBT 督导的未来进行了展望，包括早期指导和贯穿整个职业生涯的训练、全球化跨文化的进展以及技术进步对该领域的持续影响。我们同时也提供了更多的学习资源以方便读者更加深入地了解本书所及范围之外的大量相关内容。

当然，读者也许会发现在章节之间，有些内容是交互重叠的。由于 CBT 督导的不同方面并不总是能够清晰地划分开来，因此这种重叠可看作是互为参考的内容。任何情况下，适度的冗余都是有利于长期记忆保持的，就像我们经常在与来访者和受督者的工作中所看到的那样。

好的，让我们继续下面的内容！

第 1 章

重要维度与关键原则

督导关系的重要性

在心理治疗领域，治疗关系的核心地位已经获得了广泛的认可，并得到实证研究支持（参见 Norcross & Lambert, 2011）。然而，有学者提出，督导关系的重要性有时可能被低估了（Ladany, 2004）。事实上，督导师必须重视为受训者营造一种足够安全的环境——从而可以使他们自由地谈论自己在治疗某些来访者时所遇到的困难。这些困难可能包括：受督者在某些临床问题方面的知识不足，不了解与这些问题对应的正确干预方法，或者他们对来访者做出了有问题的情绪反应，比如愤怒、恐惧、无聊以及性吸引（Ladany, Friedlander, & Nelson, 2005; Ladany, Hill, Corbett, & Nutt, 1996）。

营造良好的督导氛围是督导师责无旁贷的任务，他们要鼓励受训者在督导中坦率地讨论与思考，而无须害怕受到批评、指责或影响他们的培训或认证结果。对受督者在训练中的进步做出客观评价的一个关键要素是听或看受督者做咨询时的录音或录像。合作性的、良好的督导关系有助于直接或间接地鼓励受督者提交他们的咨询录音（录像），尽管这些录音（录像）并不总是能展现出他们最好的水平，却有助于督导师提供建设性的反馈，从而帮助受督者及来访者取得进步。总的来说，有证据表明，积极的督导关系与督导质量及受督者对督导的满意度都存在相关性（参见 Livni, Crowe, & Gonsalvez, 2012）。

督导师如何营造这样一种积极的督导关系？在第一次督导会谈中，督导师就要开始建立关系，与受督者讨论督导的目标，公开进行如下的说明：

> 我的责任是帮助你为你的来访者提供尽可能好的照顾，同时也要促进你作为一名临床专业人员的成长。我将在这个过程中对你提出很多建设性的反馈，这样你就能知道自己处于哪个水平，因此我们的共同合作对你而言是一个有意义的学习体验，这样你就可以在必要时调整自己的咨询方法。我将在这个过程中竭尽全力帮助你成功，我也非常愿意帮助你达到临床学习的目标。

在督导过程中，督导师应该对受督者有勇气冒着风险暴露自己与来访者的工作进行积极强化。以下举例说明督导师为达到该目的所做的一些评论：

- "你接诊的这名新来访者似乎过去也出现过高危行为、咨询爽约等现象，他有时会对治疗师的设定限制提出过分的要求。我们——作为一个临床团队——得向前推进，不妨信任来访者，对他的问题进行客观的概念化，采用真正对他有帮助的干预措施。我很希望看到你通过什么方式帮助他在治疗中打破旧有的模式并取得进步。同样，我也很希望你能够告诉我，你在与这名来访者工作的过程中，内心感到的困难，例如负面的认知或情绪反应。如果你有勇气做到这些，那么就给了我一个绝好的机会与你共同努力，探寻对你和你的来访者都有帮助的反应方式。"

■ "你提交给我的咨询录音，我会从头到尾完整地细听，我会告诉你，哪些时候你做得对，哪些时候可能偏离了方向，但是无论如何，我的目标都是为了帮助你如何更好地帮助你的来访者。如果你也能回听咨询录音，给自己提出修正反馈，那就更理想了，我会尊重你对自己的评价。我也会查看与会谈录音对应的咨询记录，从而更好地理解你对这次咨询的想法，以及下一步你打算怎么做。换句话说，我很感谢你能与我分享你的案例工作内容，我很期待能跟你一起就你在咨询中遇到的困难问题开展建设性的对话讨论。"

■ （在看到受督者对某个来访者感到有些困扰时）"我很佩服你能面对这个来访者带来的诸多困难并在督导中提出来讨论。你本可以在讨论中忽略这些问题，把这个来访者放在我们讨论议程的最后一项，然后让我在你的咨询记录上签上名字就行了。但你没有这样做，你主动报告了你与这个来访者工作中遇到的困难，我对你的做法非常赞赏。好吧，我们来试着解决问题，不过我想先问问你，你现在感觉怎么样？你对我刚才所说的话有什么想法？"

■（善意地轻声笑着）"你不必因为使用了'反移情'这个
词语而感到抱歉。在认知行为治疗中它并不是禁用的词汇，
事实上我可以向你展示，很多 CBT 文献里都明确地使用了
这个术语，当然，其使用方式也许与最初的概念有所不同。
我很乐意听到你关于这个问题的看法。在你与这位来访者
工作时，你注意到自己有哪些想法和感受？我觉得如果你
能以这种方式进行自我反思是非常棒的，因为这不仅为我
们的督导提供了有用的信息，而且也能帮助你在咨询会谈
中进行有益的自我监控，从而确保你的行为符合专业并聚
焦于临床目标。"

CBT 督导中，难免会偶尔出现督导师与受督者意见不一致的
情况，此时督导师要以合作性的态度与受督者讨论和解决相应的
问题。例如，督导师也许建议采用某种干预方法，而受督者可能
偏好另一种方法。为避免陷入谁的干预方法是"正确的"争论，
督导师可以友好地邀请受督者阐述关于自己观点的理论依据并认
真思考总结。很多时候，这并非一种"非此即彼"的情况，也许
更值得去尝试不止一种方法，这样督导师和受督者的假设都可以
在下次与来访者的咨询会谈中得到检验。当督导师确信受督者对
提出相反的观点感到犹豫不决时，可以友善地说出来，自己很乐
于听到受督者提出自己的想法，哪怕是与督导师不一致的观点。
督导师应该鼓励受督者对多种假设保持开放的思考姿态，因为最

终的目标是通过所收集的信息来帮助来访者，而不是拘泥于一种观点或一种方法。

目　标

临床督导总体上来说有两个基本目标，同时还有与 CBT 督导有关的几个子目标。督导的首要目标是确保为来访者提供适当的和胜任的专业服务，因此督导师与受督者会共同评估来访者的进步和咨询效果（Swift et al., 2015）。督导师将对受督者提供持续性的反馈和指导，从而使治疗保持在正确的轨道上，并符合专业规范和职责要求，这样才能确保来访者起码得到一个规范的标准服务。督导的第二个目标是通过为受督者提供临床经验并结合支持性、矫正性指导促进受督者的专业发展。随着时间的推移，督导师将逐渐退后，向受督者询问更多问题（比如，关于治疗计划和效果评估），帮助他们实现自己的目标，如取得执照、独立执业以及在某些专门领域的深入发展。假如受训者在履行临床职责方面表现出明显的困难，可能是由于缺乏基本的胜任力或者是功能受损，督导师同时还需要承担专业以及公共利益守门人的责任。督导师不能敷衍了事地让这些不符合标准的受训者顺利拿到毕业证，而必须敦促这些受训者接受必要的补救措施才可以获得治疗来访者的资格。我们会在本书后面部分再次讨论这个重要议题。

促进受督者的专业发展包括教授和评估他们在开展心理治疗工作中的基础胜任力及功能胜任力。这两个方面构成了心理治疗胜任力立方体模型（Rodolfa et al., 2005）之三个范畴中的两个（另一个范畴是发展水平），这个模型是我们在督导中最为熟悉和感到十分有用的一个概念框架。基础胜任力的范围十分广泛，包括我们称之为"职业感（professionalism）"的品质，例如尊重和理解人体功能与心理健康服务的科学基础，遵守职业伦理，具备有效的人际交往能力，重视自我反思与自我修正，对多元文化议题保持敏感性和反应性，认真做好临床记录，其他还包括懂得何时、如何向其他专业人员适当地寻求关于来访者服务方面的咨询建议。

功能胜任力是对基础胜任力的补充，是对来访者提供治疗所要求的特定技能与知识基础。在 CBT 治疗中，功能胜任力包括进行认知－行为（有时是一种正式的诊断）评估，收集临床信息以完成认知行为个案概念化并测量来访者的进步，设计、实施和评估特定 CBT 干预的效果，并且还要具备向来访者开展有效的心理教育所需的知识和技能。

当然，培养受训者进行心理治疗的基础胜任力及功能胜任力并不能仅仅依靠督导师的工作，广泛、系统的课程学习也是受训者逐步提升至更高水平的专业发展并具备相应胜任力的重要部分。尽管如此，督导师会通过其言传身教，成为上述专业知识的重要传播者。例如，督导师可以确保受训治疗师熟练掌握专业伦理规范及保密例外，以保护来访者的个人隐私信息。督导师与受训者可以进行角色扮演，由督导师扮演来访者，受训者扮演咨询师，练习如何说明有关保密限制的相关内容。然后，督导师可以提供反馈，帮助受训者改进关于保密限制这一情况说明的语言风格，让来访者感觉更加规范和友好。在整个督导关系的过程中，督导师都会身体力行，注意避免在不安全的设置中暴露来访者的信息，从而为受训者树立良好的伦理榜样。

CBT 督导的子目标（主要是提升功能胜任力）包括帮助受督者熟悉 CBT 治疗方法，说明这些方法在不同的临床领域以及针对不同来访者群体应用时的区别。有时，临床督导作为研究项目的一个组成部分，督导师的任务是指导治疗师严格遵循治疗方案来开展工作，确保 CBT 治疗的精准性，尽可能减少"偏离"（参见 Newman & Beck, 2008; Waller, 2009）。也有的时候，督导师的指导较少受到特定治疗手册的限制，主要基于 CBT 基本原则以及对来访者的个案概念化（例如，Kuyken, Padesky, & Dudley, 2009）来制订治疗计划（如，Leahy, Holland, & McGinn, 2011）。无论哪种情况，有效的 CBT 督导师都要帮助受督者学习如何进行结构化的治疗性会谈以保证时间效率，并熟练运用 CBT 的一些核心特定技术（如，自我监控、认知重构、行为活动计划、对回避体验的暴露、放松等），以及涉及 CBT 特殊领域的其他相关方法（如，正念、引导性想象、价值观驱动的行为处方、情绪自我调节、自我安抚等）。此外，督导师也要与受督者共同讨论家庭作业的布置，帮助来访者在日常生活中去练习这些方法。

因此，CBT督导中的这条教育路径从督导师传递给临床受训者，然后又继续传递到来访者。正如部分研究所发现的，最终，那些能够以有效的方式学习和应用CBT自助技能的来访者，总体上来说是从治疗中获益最多的（Jarrett, Vittengl, Clark, & Thase, 2011; Strunk, DeRubeis, Chiu, & Alvarez, 2007），那些更加规律且高质量完成CBT作业的来访者，也显示出参与CBT治疗后更好的短期与长期获益（Burns & Spangler, 2000; Kazantzis, Whittington, & Dattilio, 2010; Rees, McEvoy, & Nathan, 2005）。显然，如果CBT督导师能够成功地教会他们的临床受训者如何教育来访者——通过利用会谈内的方法以及布置家庭作业，那么促进来访者获得良好疗效以及受督者的专业胜任力发展这两个重要目标都是可以实现的。

CBT督导的另一个重要子目标可表述如下：督导师训练他们的受训者学习像CBT治疗师一样进行思考，其最显著的特征是研究与应用CBT个案概念化的原则（Beck, 2011; Eells, 2011; Kuyken et al., 2009; Needleman, 1999; Persons, 2008; Sturmey, 2009; Tarrier, 2006）。这个工作包括引导受训者成为数据收集者和假设创立者，即结合来访者的个人生理发育及家庭文化背景、仔细而有兴趣地对来访者的生活建立起一个更好的情境性与现象学的理解。这个工作还包括跨学科思考，比如一个医学问题可能在来访者的心理困扰中起到一定作用。此时受督者需要考虑，对于那些超出标准

CBT 治疗范畴的健康及整体功能问题，是否应该建议来访者去接受某种医学检查（例如内分泌学检查）、神经心理学测验，或者其他类型的评估。

以下发生在督导师与临床受训者之间的对话片段展示了如何指导受训者用 CBT 的理念进行思考和概念化。受训者一开始说来访者的行为令人"无法理解"，但督导师鼓励受训者形成一个假设来解释来访者在会谈中的反应，并阐明如何通过准确地共情的方式进行干预。

受训者：我的来访者在会谈中花了很多时间强烈地抱怨，她无论在个人生活还是在工作中都没有得到他人的赞赏。她给我举了很多例子，说她的朋友理所当然地利用她却不知回报。几乎每一次咨询她都会告诉我，没人认可她在工作中的贡献，无论她如何努力工作，依然总是被忽视。但这很奇怪！在我们的治疗关系中逐渐形成了一种模式，每当我给予她积极反馈时——比如告诉她我很佩服她对工作的责任感或者我认为她面对失望时具有很强的韧性——她总是全盘否定我说的任何内容。她开始转移话题，或者继续抱怨。她让人感觉像是在生活中渴求积极认可，但是当我试图提供给她时，她又似乎不在乎。这真让人费解。

督导师：是的，这的确是自相矛盾的。她声称希望从他人那里得到什么，而当你提供给她时，她却表现得无所谓。

这是不一致的。也许在她的世界里，这种模式是"合理的"。你能试着找到一种或两种假设来解释这种模式吗？请注意，我不是说你必须要知道这个假设，因为我们还没有收集到足够的临床信息来得出准确的判断。不过这是个好机会让你可以去寻找"不合逻辑的逻辑"，我说的这些你觉得好理解吗？

受训者：嗯，我一开始想到的是，她不能接受积极反馈可能有几个原因。也许她存在某种类型的心理过滤，使她无法真正听到或接纳他人对她的积极评价。这也可以解释为什么她那么相信没人认可她，对于我给她提供的支持她也似乎没有注意到。

督导师：我们这里谈到的"心理过滤"或图式可能是什么类型？

受训者：我猜可能是一种"不可爱"或"社会排斥"的图式。我确实相信是这样的，但是还有另一个问题。我试图直接跟她探讨这个问题。我做了一个即时的过程反馈，类似于你和我在督导中进行的那种角色扮演练习。我对她说，我注意到每当我真的发现她身上表现出某些积极方面并直接向她表达出来时，她总是转移话题，从不回应我对她的积极反馈。你知道她说什么吗？她又转移话题了！我甚至无法与她进行过程反馈。所以我认为她不是不能接受我给她的积极反馈，这更像是她巧妙的自我回避。这就是我无法理解的地方。

督导师：你的过程反馈做得很好！这也是我本来打算建

议你要做的工作之一，没想到你跑到我前面去了。很棒！但是她挫败了你与她直接讨论这个问题的尝试，所以我们还得考虑其他假设。你觉得还可能有哪些假设？

受训者：也许她不信任这些积极评价。也许她觉得这些都不是发自真心的，是别人操纵她的一种方式。但是她之前从来没有说过与之相关的任何内容，所以我认为这种"不信任"图式的假设可能有一点过头。也有可能是一种"容易受伤害"的图式，也就是说，如果她允许自己相信别人对她的积极关注，她就会在关系中变得过于依赖，她也许对此感到害怕。我只是觉得我的假设可能有点太离谱了。

督导师：好的。如果你能接受我对你的积极反馈并允许自己信任它（轻声地笑），那我对你刚才说的这些有许多的积极回应。首先，你进行了一次很棒的头脑风暴。面对乍一眼看上去似乎无法理解的来访者的反应，你并没有仅仅停留在感觉无助的层面，而是努力去理解"不合逻辑的逻辑"，并思考几种不同假设的可能性。其次，我的确要特别表扬你，能够认识到如果我们被自己的主观假设带着跑是存在潜在危险的。我们需要平衡头脑风暴的益处及其过分偏离数据的缺点。好的，那我们怎么办呢？我们如何能够在保持思想开放的同时更接近于临床数据？

受训者：我可以回去查询该案例之前的相关记录文件。我可以参考 3 个月前来访者初始访谈的一个报告，还有来访者几年前的治疗师提交的一份总结的复印文件，以及我自己在前段时间与她进行工作的临床记录。也许我能找到一些线索支持——或不支持——我们想到的这些不同图式的假设。

督导师：太棒啦！你可以查一下来访者的既往史。临床记录文件中可以找到一部分的相关信息，另外还可以去……

受训者：我可以直接跟来访者交谈，她过去有过哪些被忽视、感到失望或者不受重视的体验。或者她是否曾感到被某人的甜言蜜语所操纵，或者她是否认为如果自己与某人靠得太近，那么万一失去时自己将会无法承受，或者还有其他的什么……我只是想要了解她的过去经历，我可以直接跟来访者谈论这些问题。

督导师：完全正确。你可以告诉她，你非常重视她提供的关于个人过去经历的相关信息，这些经历对当前有怎样的影响，而且你也很欢迎她对你的临床假设提出看法。这是坚持依靠临床数据的另一个重要途径。我知道你说，你已经尝试过对她进行过程反馈但无济于事，但也许你需要用你的真诚话语以不同的方式进行多次尝试来打动她。要不我们来进行角色扮演，看看你可以用哪些方式对她进行更多的过程反馈？你想先扮演哪个角色：来访者还是治疗师？

在上面的对话中，CBT督导师鼓励受训者就聚焦于图式的概念化假设进行头脑风暴，同时也强调了注重案例临床数据的重要性，这些数据除了已经收集到的部分外，还可以通过进一步调查询而获得。请注意，督导师在这个过程中提供了大量建设性、支持性的反馈。

督导的另一个子目标是帮助受训者正确地处理并安排好他们对来访者治疗的结束或转介工作。来访者以一种建设性的、积极的方式结束治疗，其重要性类似于一个人抱着自信、希望和文凭从一所学校顺利毕业。同样，将来访者从即将毕业的受训者那里平稳转介给一个新的治疗师以继续提供适当的治疗，其必要性也等同于医院里的病人从不同的轮班护士那里接受持续不断的医学照料。督导师为帮助受训者完成健康地结束咨询或转介的目标，首先要密切关注受训者的每一名来访者的状态（包括治疗缺席的情况），然后还要关注受训者当前阶段训练的预定结束日期。治疗结束或转介过程的正确妥善处理在临床与伦理方面都具有重要的影响作用（Davis, 2008），因此督导师必须确保每一位来访者都不会由于该过程中的处置不当而受影响。

督导师的角色首先是一名过程顾问，指导受督者如何为来访者结束治疗做好准备，包括从实践与管理方面以及从临床方面（例如，敏感地处理来访者因预期性丧失、焦虑或愤怒而产生的强烈情感反应）来考虑。此外，督导师还承担了伦理导师的角色，帮助受督者理解如何避免因治疗结束而引起两种功能不良的极端——一种极端是突然放弃来访者，另一种极端是已经不能产生治疗效果（或者没有对治疗计划有任何调整）的情况下依然延长对来访者的会谈次数。总之，督导师在帮助受督者学习如何以积极的方式结束与来访者的工作中起到了至关重要的作用。

督导师通过言传身教，向他们的受训者传递了一整套价值观（参见 Corrie & Lane, 2015; Falender & Shafranske, 2004），这是一个常常被忽视的督导子目标。尽管这些价值观从总体来说已经包含在正式发布的心理健康服务专业伦理守则相关条款当中，但是仍有一些平行的价值观常常没有明确表达出来，却又值得特别注意。以下列出来的这些价值观既非详尽全面也非普遍适用，其内容根据心理治疗工作的文化背景可能需要调整。不过，此处有必要列出众多 CBT 督导师都一致认可并努力教导受训者的若干态度和信念。以下条目改编自纽曼（2012）：

- 时间是宝贵的。因此，有胜任力的治疗师应当努力提高时间效率，包括每次会谈以及整个治疗过程。
- 学好 CBT 需要不断重复。如果我们自己能在日常生活中应用 CBT 的方法，不断进行实践练习，将有益于我们自身的专业发展及个人健康。
- 始终坚持两个优先原则：教会来访者可靠、可持续的自助技能以及鼓舞他们的士气和希望感。
- 假设的形成与检验远比自我迷信的理论教条来得更加重要。
- 在整个职业生涯中做一个不断学习的学生。
- 赢得来访者的信任与合作是我们的特权而非权利。

■ 真诚地理解与共情来访者,努力通过他们的眼睛去看世界。

■ 语言很重要。语言可以伤害，也可以治愈。友好而清晰地进行交流。

还有一些别的作者补充了更多的价值观，例如当真实生活中的临床实践与教科书不一致时，治疗师应当忍耐（拥抱）不确定性而不是惶恐不安，不要将来访者和自己的强烈情感反应看作阻碍因素而应视为加深理解的更好机会（参见 Friedberg, Gorman, & Beidel, 2009; Safran & Muran, 2001）。是的，受督者需要尊重 CBT 实践的基本原理，但也会受益于发现"不违反原则的灵活性"的艺术（Kendall, Gosch, Furr, & Sood, 2008; Newman, 2015）。

教授 CBT 方法

讨论如何帮助当前的来访者为 CBT 方法的教学提供了充分的机会。虽然有非常多以学习和应用 CBT 技术为标题的好书可以推荐给受督者作为家庭作业（如，Beck, 2011; Kuyken et al., 2009; Leahy, 2003; Ledley, Marx, & Heimberg, 2010; Newman, 2012; O'Donohue & Fisher, 2009），但督导依然是辅助受督者学习、应用和实践 CBT 技术的理想方式。换句话说，督导师不仅能指导受督者做什么，还可以指导他们如何做（Bennett-Levy, 2006;

Friedberget al., 2009），从而能帮助受督者将粗糙的技能转变为精细娴熟的技巧（Newman, 2010）。

在帮助受督者应对技术实施过程中遇到的阻碍时，督导师也起到了重要作用，比如，如何布置家庭作业、寻求反馈和准时结束治疗会谈，如何平衡指导性方法与引导性发现，如何应对来访者习惯性地说"是的，可是……"。下面这段对话示例，展现了督导师关于受督者如何改善来访者对思维记录表的使用提出了一些建议。

督导师：我很高兴你把来访者的思维记录表复印件带来了，这样我们就可以更仔细地研究一下。我注意到来访者在"自动思维"一栏中填写的大多数内容都是以疑问句形式表述的。例如，她写道，"为什么这事发生在我身上？"以及"如果我永远想不出如何应对我的焦虑会怎样？"

受训者：我也注意到了。我感觉对此做出合理的反应有点困难。

督导师：我有个建议。你可以让来访者回答自己的问题。比如，对于为什么这些事总是发生在她身上，以及在关于她应对焦虑的技能方面未来可能会发生什么，她有什么样的假设？我们希望她能够自己找出对问题的潜在答案，因为这就是她的自动思维。

受训者：我的推测是，如果我们试图来假设她自己对问题的回答，我们可能会找到很多无助与自责的自动思维，例如"我这么脆弱，伤得这么深，我永远不会变好了"。

督导师：猜得好！然后你就能明白，如果我们能开始针对这类自动思维进行工作、找出可替代的反应是多么重要。

受训者：我觉得用这种方式来识别自动思维可以得到许多有用的东西。下次会谈，如果来访者提出一个听上去很烦恼的反问句，我准备友好地请她试着回答她自己的问题，引出她自己的假设，然后我们从这个点开始工作。

督导师：关于思维记录表，我还要给你另一个提示。你的来访者倾向于用"全或无"的方式来思考问题，因此对她来说构建一些即使自己不是100%相信的合理反应是一个很好的练习。你能想到怎么说可以让来访者接受这个练习吗？

受训者：我想我可以这么对她说，如果她能想一下其他观点或想法，哪怕她并不是完全相信，并以此来替代自己的习惯性焦虑、抑郁想法，会是一个很好的练习。

督导师：完全正确。进行合理反应并不是要求来访者为了完全采纳新观点而彻底放弃自己以往相信的观点。这是CBT，不是重新编程！好的CBT只是要帮助人们拓展和调整思维——就像"认知瑜伽"——考虑一下可能会让情绪和功能更好地进行运作的新想法。

受训者：这就意味着可以进行头脑风暴，对吗？

督导师：对。这个工作就是要帮助他们摆脱认知习惯——他们的管状视野。如果来访者能够形成新的思维方式，将会很有帮助，即使在一开始的时候她对合理反应的相信程度很低，比如只有20%。

受训者：我明白，这样就有了一个证据来抵抗她原有的想法——相信或不相信某事，没有中间状态。这个策略将鼓励她写下一些以往可能不接受的合理反应，因为她并没有完全相信它们。

督导师：所以下次会谈，你可以请来访者回答自己提出的反问句，从而得到真正的自动思维陈述句，然后请她思考可能有哪些合理反应并分别列出她对这些合理反应的相信程度。

临床督导师所承担的教学工作不仅要教受督者如何实施 CBT 的核心方法，还要对受督者进行全面指导以帮助他们顺利完成治疗任务，成为有效的临床治疗师。以下节选的10段话虽无法详尽，但很好地体现了优秀的 CBT 督导师所传授给受训者的宝贵经验。请注意，这些话语也许与 CBT 的特定方法相关联，但它们显然也反映了与理论模型无关的好的督导实践的普遍性特征。

1. "如果你能有一个好的结尾，你的治疗会谈将会有更好的组织性，并对来访者更具有启发意义。换句话说，你应该以更主动的方式来开始和结束一次会谈，这意味着在一小时开始时你要引导来访者准备进入工作状态，在一小时的最后你要总结你们所完成的工作，这样才能让来访者从治疗会谈中得到最大收获。举例来说，假如我们要使用《认知治疗评定量表》（Cognitive Therapy Rating Scale, CTRS, Young & Beck, 1980）来进行工作，那么一个强有力的开场白是指你要对来访者进行心境检查、设置一个议程以及检查上次布置的家庭作业情况。一个强有力的结尾是指你对来访者做一个关于本次会谈的总结性陈述，请来访者提供对本次会谈的反馈，然后共同设计一个新的或连续的家庭作业。如果你能养成使治疗会谈更加规范化的好习惯，将有助于使每次会谈更加有效率、紧扣主题和记忆深刻。同样，整个治疗过程也应该具有结构化框架。作为强有力的开头，首次会谈应该向来访者介绍治疗模型并说明与来访者问题的相关性，向来访者展示你是一名值得信赖的专业人员、受过良好训练并且非常愿意帮助他们，激励他们的希望感，随即就要向他们呈现一些初步的技能并布置家庭作业。在治疗结束的总结性会谈中，一个强有力的结尾意味着总结你们共同完成的工作，强调维持计划，分享你们彼此间建立起来的积极关系，最后顺利结束。"

2. "当你开始运用 CBT 的概念化和干预方法时，你也许会发现你很难放松并轻松自如。也难怪，当你的心思都聚焦于方法上时是很难顾及自己的表现的。不过不要担心，随着你不断地练习，你就会发现自己越来越能够将个人的长处融入干预过程，治疗关系变得更加牢固，你会在工作中感到更加自如。你别担心你的个性特征将不得不屈服于模型，我相信你一定能把自己的个人风格与良好的CBT实践成功地结合起来。这种双赢的结果就是，你会更享受工作，而来访者也会获益更多。"

3. "不同的来访者对家庭作业的参与意愿水平是有所不同的。如果他们对完成家庭作业的热情不高，也不要放弃。或者换句话说，不要因为来访者的缺乏积极反应而消退了你布置家庭作业的正确行为！相反，你应该假设一下可能的阻碍因素是什么。你可以向来访者寻求反馈。思考一下是否布置的家庭作业应该更适应于某个特定来访者的特殊需要，或者你需要对家庭作业进行更详细的解释说明并展示应该怎么做。也许来访者缘于某些因素，比如低自信、不信任、对人际控制敏感以及其他，而产生一些关于家庭作业的消极想法。也许来访者更愿意自己给自己布置家庭作业，如果你给他们这样的机会，他们会更加积极主动。无论如何，你都要友好而持续地向来访者展示，你愿意为他们提供每一个在治疗中获得成功的机会，而完成家庭作业已经被证明是有效的CBT核心成分之一。你可以对来访者说，即使他们不做家庭作业也能从CBT治疗中获益，但是要补充说明，你希望更多提升他们的治疗效果，所以才要不断地给他们布置家庭作业，希望他们在某个时间可能会改变想法从而获益更多。注意要避免变成一场权力斗争。布置家庭作业应该更像是一种善意的举动而非强制要求。"

4. "当你给来访者布置家庭作业时，你有时可以向他们声称其实你也给自己布置了相应的家庭作业。比如，你的家庭作业是阅读治疗会谈中没有来得及讨论的来访者的日志记录，或者你也需要阅读你让来访者阅读的自助书籍的部分内容，或者应来访者的建议而阅读或观察某些事情从而更好地了解他们的文化，或者任何其他的事情以证明你很愿意身体力行你对来访者传授的理念。当然，你不必在每次会谈、对每一个来访者都要这样做，因为这太烦琐了。不过有的时候，当你很明显地给自己布置一个家庭作业时，这可能是一个完美的会谈结尾，就像是你与来访者齐心协力的一种证明。"

5. "我们必须要记住，作为临床工作者，我们不是判断来访者生活中哪些合理、哪些不合理的终审法官。如果我们能努力尝试'穿着他们的鞋子走一段路'，也许就能理解为什么来访者会相信或做那些看上去似乎'不合理'的事情。作为临床治疗师，为达到准确共情和提高合作性，我们需要寻找'功能不良行为的功能以及不合逻辑的逻辑'。只有这样，来访者才会感觉到我们真正理解了他们和被接纳了，或许他们就开始产生了改变的意愿。"

6. "我知道你很努力地去寻找来访者的消极想法并试图促进改变，我很赞赏你的努力，但是也许你可以降低尝试让来访者考虑合理反应的频率和强度会更好一些。首先，如果你能倾听并收集来访者思维模式的一些例子，这样效率会更高，而且治疗对话会更加流畅。其次，保持耐心和时不时地做点总结，不仅能让你更放松，而且也可以避免让来访者感到你在操控他们的思想。最后，你要了解，你所做的干预不是必须当下就都能被接受的。有时候，你能做的最好事情就是'播下种子'——你知道，对来访者所思考的内容提供一些关键的重构——然后观察在接下来的几周内这些种子是否有部分开始发芽了。我自己在职业生涯的初期也常常对某些来访者过分热心，完全是出于好意，就像你一样。这就好像我有一个功能不良的信念，'如果来访者的认知没有改变，他们就不能离开咨询室！'我们没有必要这样想。"

7. "花点时间了解关于来访者生活中的更多细节。了解他们生活中重要人物的姓名及其最重要的日子，比如生日、幸福或悲伤的纪念日等。记住他们读书的学校、靠什么谋生、生活过的地方以及其他能帮助你更好地了解这个人的细节。如果你花时间去收集这些具体信息，你就可以时常在咨询对话过程中不经意地提到这些细节，这将有利于巩固你们之间的治疗关系。你的来访者会感觉到他是作为一个独特个体被你真正了解的，而不仅仅是工作日程表上的一个名字而已。"

8. "你要努力做好每一次治疗会谈的临床记录，而且要趁着脑子里的记忆还很新鲜时及时记录下来。然后在下次会谈前，回顾上次的咨询记录，这样你就能够尽快地聚焦于你与来访者的工作重点。这么做可以让你感到自己准备充分而且有条不紊，对于制订治疗相关议程也有很大的帮助。此外，你还要为来访者提供榜样作用。如果你能记住某个来访者上次治疗会谈中的相关细节，来访者也可能会明白记住自己在前面会谈中发生的事情的好处。"

9. "好的治疗是一个相互教育的过程。你是一名 CBT 专家，而你的来访者是自己生活中的专家。你们需要交换信息。如果你愿意让来访者先教育你，那么他们有时会更愿意接受你的评估意见及提出的干预方法。我多说一句，这种立场不但在治疗来访者的工作中是有益的，而且对于你的专业发展也同样有益。来访者会教给我们各种各样的知识。例如，来访者可能经历了你自己还没有经历的生命周期事件，你可以从中获得一些理解。同样，来访者也会教给你很多关于他们的社会文化的信息。虚心做一名学生，哪怕是在来访者面前。"

10. "假如你已经认真、勤奋地对某个来访者运用了 CBT 个案概念化以及相应的干预方法，但来访者并没有改善，不要气馁，也不要觉得自己的工作无效或者这个来访者就是'困难个案'。你可以思考一下，也许这个个案比你起初所认为的更加复杂；也许应该重新审视诊断的问题；也许在咨询室以外，来访者的个人生活中有某些因素干扰了治疗；也许还需要考虑是否存在某些医学方面的情况。或者说，你可以自问，'我们忽略了哪些信息？来访者是否出于某些原因而向我隐瞒了一些重要信息？'请记住，一个人向他人披露某些信息一定是非常不容易的，比如有关自杀的感觉、谈论过往的创伤经历、自己是性少数群体、物质成瘾，等等。然后你可以思考应该如何营造一种足够安全的环境让来访者能够探索这些以往无法启齿的沉重话题。不要因为进步缓慢就放弃你的来访者或者你自己。"

　　CBT 督导师常常需要评估的另一个重要技能就是受督者面对一个新的来访者提出的关于 CBT 相关问题的应答能力。由于这种问答情况经常发生，因此可以在督导过程中进行角色扮演，这样督导师就能评估受督者在多大程度上能够清晰地解释认知行为治疗模型。与这种心理教育技能相关的另一个技能是受督者如何处理来访者关于正式诊断（如果已经获得）的顾虑或疑问。

　　前面已经提到，督导师为受督者提供关于 CBT 的理论教学，并让他们有机会去运用基于理论而发展出来的实践技能。治疗师也需要对来访者进行同样的工作。作为这种教学方法的补充，督导师与受督者会讨论哪些 CBT 自助书籍（或者其他适合非专业人士阅读的相关心理学资料）适合推荐给哪个来访者。比较出名的 CBT 书籍，比如《理智战胜情感》*（*Mind Over Mood*，Greenberger & Padesky, 2015）以及《心情不错手册》（*The Feeling Good Handbook*，Burns, 1999），被广泛地推荐给来访者阅读，以作为治疗的补充内容来指导他们的日常生活，很多接受训练的治疗师对这些重要的自助手册也非常熟悉。不过，除此之外还有不少涉及更大范围内各种主题（例如，针对克服不同心理障碍诊断，正念练习，应对生活应激，帮助亲人）的高质量 CBT 相关书籍也可以推荐给来访者，这也是督导师应该做的事情。另外，还有一些不是专门介绍 CBT 的重要书籍可能也会对来访者有所帮助，比如《人类对意义的探索》（*Man's Search for Meaning*，Victor Frankl，1959）以及《躁郁之心》（*An Unquiet Mind*，Kay Redfield Jamison，1995）。如果督导师本人对这些著作比较熟悉，就可以指导受督者阅读一本或几本这类书籍，既可以促进受督者的全面专业发展，也可以更好地了解哪些内容可能适合于布置给来访者作为家庭作业。布置阅读作业的一个要点是，治疗师和督导师在要求来访者阅读之前，自己首先要阅读并熟悉这些书籍的相关内容。

　　衡量治疗师有效性的其他一些特征有时候很难进行量化评估，

---

*本书中文版已由中国轻工业出版社"万千心理"于 2018 年出版。——译者注

但我们认为它们会提升治疗的影响作用。虽然在治疗手册中不一定经常提到，但这些特征在督导中是经常会讨论并进行示范的。有些作者把这些特征描述为"元胜任力（meta-competencies）"（参见 Corrie & Lane, 2015; Newman, 2012; Roth & Pilling, 2007），主要包括（但不仅仅限于）：（1）清晰的沟通方式；（2）善于把握进行干预的最佳时机（比如，当来访者的谈话接近于某个方向时，充分准备好开始讨论一个高度敏感且之前一直回避的话题）；（3）对来访者的生活细节、他们的个案概念化以及前面会谈中的相关内容有超强的记忆力；（4）良好的语言表达能力、语音语调、非言语的共情表达；（5）幽默的恰当使用（来访者与治疗师一起笑了，活跃气氛，增强关系联盟）；（6）良好的组织管理能力，从而让来访者能够全身心地投入治疗过程，同时做好相应的记录文件管理；（7）即使当来访者深陷于无望与无助感的时候，依然能坚定地向他们传递希望、鼓励他们、坚持不懈地帮助他们。这些特征能够使来访者对治疗印象更深刻、受到更多启发，从而促使他们坚持重要的治疗原则，更加全身心地参与治疗过程。这些元胜任力都有赖于督导师的传授。

明确督导的期待

受督者应该在一开始就了解督导师对他们的期待以及他们可

以在督导中期待什么。从实际操作的角度来看，受督者至少要提前知道他们大致需要接待多少个来访者、受训的时间期限、督导形式（个体督导和团体督导）、治疗记录的形式（文字或录音录像），以及其他相关信息。在设置督导的期待时，督导师可以选择他们想要的合作性水平。在某些机构，其组织规范与文化使得督导师所设置的督导要求是强制性的。如果机构的环境比较灵活，督导师就可以与受督者进行合作性对话，讨论哪些期待可能是最合适的。这种讨论可通过"需求评估"（Corrie & Lane, 2015; Milne, 2009）的方式进行，督导师会直接询问受督者他们认为自己有哪些优势和弱势，之前接受过的训练经历，他们对特定类型的来访者及临床问题的熟悉程度及自我效能感，以及为全面提升胜任力他们最希望在哪些方面努力学习。因此，需求评估可以让督导师根据每位受督者的具体需要来定制临床训练课程。同时，受督者也能明白，为实现专业成长自己必须付出什么样的努力。这种清晰明确的互动沟通有利于整体督导工作。

　　同样，受督者也应该了解他们对督导师可以有怎样的期待：例如，与督导师会面的频率（每周一次？）以及每次督导的时长（每次 50 分钟？）。如果督导师临时有事无法出席督导，他或她是否会为受督者提供一个替补或临时督导师？在正式的定期督导之外，什么情况下受训者应该主动向督导师寻求顾问咨询？这种正式督导之外的接触只能发生在有临床危机的情况下，还是讨论一般性问题也可以？什么情况下督导师会直接会见受督者的来访者？比如，督导师会见受督者的来访者是作为机构的工作惯例来执行，还是仅仅发生在危机情况下？督导师隔多久会提供正式的总结性反馈？实际上，明确督导的期待是一种双向沟通的过程。

上述关于督导的期待将以督导协议的方式记录下来。示例 1.1 展示了督导协议的一部分内容，包括要求受督者完成的任务、受督者预期达到的胜任力类型以及督导师的责任。因此，督导协议是与合作性专业关系相一致的一个文件记录（Thomas, 2007）。

示例 1.1　　　　**督导协议样例（部分）**

我承诺：

1. 在大约 12 个月的时间段内保持完成 "n" 个来访者的工作量。

2. 及时完成全部治疗记录与报告，并按要求整理好来访者的案例记录，准备好提交给督导师进行审核签名。

3. 将来访者的案例记录保管在安全的地方以保护来访者的隐私，在案例讨论时对来访者的隐私信息进行保密处理，避免在工作环境之外讨论来访者的案例信息，如需发送关于来访者记录的电子文档（如咨询录音），则使用密码保护或进行加密。

我将学习：

1. 对每个案例进行书面的认知行为个案概念化。

2. 治疗会谈的结构化，以有效管理时间和材料组织。

3. 运用各种认知行为干预方法及布置家庭作业。

4. 与来访者建立并保持健康的、恰当的治疗关系。

5. 运用自我反思来促进我的工作水平。

我期待我的督导师将：

1. 在督导中向我提供建设性的反馈意见。

2. 在 12 个月的训练过程中至少听 4 次完整的治疗会谈记录，
   并使用《认知治疗评定量表》对我的表现进行评价。

3. 在 12 个月的训练过程中对我作为一名认知行为治疗师的
   进展提供 4 次正式的总结性评价。

4. 为保障来访者福祉而承担专业、伦理和法律的责任。

对受督者的评价

　　督导师密切跟踪受督者负责治疗的来访者进展情况是非常必要的，因为保障来访者的福祉是最重要的事情。与此同时，督导师也会密切关注受督者在学习如何开展 CBT 治疗的基础胜任力与功能胜任力方面的进步。在督导过程中，督导师通过提供常规性的反馈对受督者进行定期评价，或者也称"形成性评价（ formative evaluation ）"。这种类型的评价在每次督导会谈时都可以进行，内容涵盖了受督者案例工作中的各个方面，包括治疗关系的建立、个案概念化、治疗计划、在运用特定技术与布置家庭作业方面的有效性、治疗记录的清晰准确及全面性、受督者行为及态度的专业化水平、深度自我反思的表现以及对督导反馈本身的敏感响应。督导师需要考虑上述一系列重要因素并分别进行评价。也许对督导师而言，忽略这部分的工作，仅仅将注意力集中在来访者的治疗进步上，似乎显得要更轻松一些，但是有证据表明，如果督导师能重视对受督者需要改进的方面持续提供积极的与反思性的反馈，督导质量将得到明显提升（ Milne, 2009; Milne, Sheikh, et al., 2011 ）。

一个特别有用的方法是督导师拿出时间和精力去观察受训者的真实工作过程，比如受训者对来访者进行治疗的录音录像。当然这么做常常是比较费时间的，但这是评估受督者真实治疗工作质量的最佳途径。如果时间有限，督导师也可以选择仅观察受督者治疗记录的某一个片段，当发现某个问题时可以提出相应的反馈或建议。另一方面，如果督导师打算对受督者是否遵循 CBT 模型或者实施治疗的胜任力进行正式评估，就必须观察整个治疗会谈的过程。前面我们说过，胜任的督导师必须营造一个支持性的氛围，受督者才更可能克服恐惧提交自己的会谈记录，并对督导抱以积极的预期，希望能得到有用的、建设性的指导建议。当受督者认真地完成了治疗记录时，督导师应尽快审阅这些记录，这么做既表达了对受督者努力工作的尊重（这是对受督者的一个正强化），也保证能及时提供临床反馈。

除了持续提供常规反馈外，督导师还要定期对受督者进行总结性评价，后者将作为受督者训练项目中考评成绩的一个正式组成部分。如果受督者的正式总结性评价不及格，将可能对他们在本领域内的专业发展前景带来不利影响，因此总结性评价的措辞要尽可能具有建设性，并以带有希望和尊重的语气指出受督者的后续培训需求。

如果常规反馈落实到位，那么受督者在任何时候都能清楚了解自己所处的学习状态，总结性评价就是一个水到渠成的自然过程，受督者会感到督导师对自己的评价是一致的和公正的。总结性评价不应该让受督者感到意外或被惊吓，所有的批评都应在之前的督导中被讨论过（见 Davis, 2008）。相反，总结性评价还应向受督者提出矫正性的反馈，从而让他们有足够的机会来弥补自己的不足。总结性评价必须要以一些具体的因素为依据，例如受督者临床记录的内容与及时性，受督者会见来访者及参与督导的准时性与出勤率，他们对案例的评价（比如正式的个案概念化），对他们在咨询中遵循 CBT 及相应胜任力的量表评定分数（比如《认知治疗评定量表》，Young & Beck, 1980; Blackburn et al., 2001），以及对来访者的治疗进展的客观评估（例如，自杀意念和自杀姿态的减少；自评量表得分的稳定改善；能证明来访者确实发生改

善的指标，比如来自家庭成员的报告或来自其他专业人员对同一
个案的评估结果）。督导师联合使用这些评估手段有助于增强总结
性反馈的可信度，可对受督者在训练项目中的进步做出更为准确
和客观的评价，并且明确地指出受督者在后续工作中需要继续改
进的方面。

无论是形成性评价还是总结性评价，督导师都要警惕不要
掉入文献中戏称为"老好人"的陷阱（Fleming, Gone, Diver, &
Fowler, 2007），即督导师一味支持受督者，不敢向受督者提出直
接的、建设性的批评建议，但这些反馈对受督者的专业发展是必
不可少的。我们同意，督导师需要营造一个积极的、有希望的督
导气氛以帮助受训者健康发展，但是我们也相信，评估受督者的
胜任力有助于支持他们的能力发展，只有指出需要进一步改进的
地方，受督者才能在临床上不断取得进步。在这个过程中，督导
师为受督者树立了良好的榜样，受督者无疑也需要在与来访者的
工作中平衡好对来访者的真诚支持与矫正性反馈。对受督者提出
建设性反馈同时有助于确保来访者得到正确的治疗，这当然是最
重要的目标。

"老好人"现象的对立面是督导师表现出来的另一个问题，就
是在提供反馈时采取"没有消息就是好消息"的态度。这种方
式会让受督者误以为自己的表现很差，而实际上督导师只是默
默地认为大部分工作"显然"都进行得很顺利。受训的治疗师
在谈到糟糕的督导体验时经常提到的一个例子就是缺乏督导反

馈（Phelps, 2011）。事实上，督导师不能向受督者提供恰当的评价反馈是一个令人惊讶的常见伦理违规现象（见 Ladany, Lehrman-Waterman, Molinaro, & Wolgast, 1999）。

　　反过来说，受督者也应该有机会评价他们的督导师，因为督导师也可以借此了解受训者是如何感受和评价他们的督导工作的。来自受督者的反馈可以帮助督导师调整自己的工作方法，也有助于负责督导项目建设、政策制定与日常运行的机构管理者去处理督导项目中可能遇到的任何问题。然而，我们一定要记住，受督者在对督导师提出某些批评性反馈时处于一个弱势地位，他们可能会害怕因自己地位较低而受到报复。因此，最好的办法是以匿名形式收集这样的反馈意见。显然，这个过程需要进行仔细操作，因为许多训练项目的人数规模相当小，很容易猜出来是哪个受督者写了关于谁的反馈意见。其实，也可以通过不那么正式的方式来收集受督者的反馈，比如在每次督导时都可以例行地要求受督者提供反馈，这个环节可以作为一个常规工作，检查一下督导会谈是否进展顺利。督导师可以将这个环节视为督导会谈结构的一个组成部分，类似于治疗师在每次治疗会谈中都会向来访者寻求反馈。督导师友好、热情邀请的态度可以让受督者放心，反馈的目的是为了改进督导中的体验。本书贯穿全文的一个主题就是，督导师拥有权威和权力，但是他们必须以智慧和良善的方式来运用这一权威与权力，这一点在提供与接受评价性反馈的过程中比在任何其他地方都表现得更为明显和更为重要。

第 2 章

督导方法与技术

本章将讨论 CBT 督导中常用的一些方法，运用这些方法可以帮助受督者学习成为一名胜任的（最终成为熟练的）CBT 治疗师，并认真观察和记录他们与来访者治疗会谈中所发生的重要内容。首先，我们来探讨受督者的专业发展水平以及他们受训的临床设置会如何影响督导师的期待。

受督者的专业发展及临床设置对期待的影响

即将接受临床督导的治疗师们，其专业发展的起点水平可能存在较大的差异。例如，受督者可能属于以下某一方面的情况：

- 一名新入学的研究生，即将开始首次接待来访者。
- 一名高年级研究生，已经通过择优录取进入一个实习项目。
- 一名博士实习生正面临自己迄今为止最大的个案工作量。
- 一名博士后同行正在为申请执照积累个案工作小时数。
- 一名新近获得执照的心理健康从业人员，虽然在法律上和专业上已经被许可进行独立执业，但依然希望得到持续的顾问指导以积累更多临床经验。
- 一名经验丰富的临床专家开设了一门针对某个特定临床人群或某种特定治疗模式的培训课程。
- 一名资深的全职研究人员利用学术休假的部分时间接待来

访者并接受顾问咨询，以继续保持与临床工作的连接。

有人也许会想，对上述如此不同的受督者对象进行督导是不可能搞"一刀切"的。督导师在给受督者分配合适的个案（如果这属于督导师的职责的话），决定应该提供何种水平与强度的临床监管，评价受督者的表现与进步时，都必须考虑受督者的发展水平（McNeill & Stoltenberg, 2016；也见胜任力立方体模型，Rodolfa et al., 2005）。例如，督导师可能会建议，不要把某个高风险来访者分配给首次进入临床实习的新手治疗师。如果督导师对于个案分配没有行政干预权限的话，他或她就得拿出额外的时间和精力来指导这名经验不足的实习生处理这个高风险个案。同样，对于新手治疗师，督导师会更加注意评估受训者的整体专业化水平以保证来访者的稳定与安全，而不是期待受督者掌握更高级的技术，比如用于创伤治疗中的引导性想象。

督导师针对受督者进行调整的另一个例子是，为了更加公平合理地评价新手治疗师，督导师在使用《认知治疗评定量表》（CTRS，详细信息请参见第 6 章）时，仅将它作为一个列表来检查受督者是否遵循了治疗模型，而不会在每个条目上都进行 0 ~ 6 分的胜任力评级。在这种情况下，经验不足的治疗师只需要将 CBT 的核心要素嵌入治疗会谈中即可（比如，在设置议程、合作性、反馈、家庭作业等条目上只需标注"是"或"否"），不必担心这些技术是否运用得很到位。虽然按惯例 CTRS 不会以这样的方式来使用，我们也没有查到有任何研究在使用 CTRS 时没有进行量化评分，但是我们认为，在正式使用 CTRS 来量化评估受督者的胜任力水平之前，作为一个训练工具，它也可以用来当作是否遵循 CBT 模型的一个检查列表。

　　前面提到，进行需求评估意味着要考虑受督者的发展水平，同时也传递了两个积极的信息：首先，受督者在这个称作"督导"的合作关系中是受人尊重的积极参与者；其次，督导师非常注重对受督者因材施教。以下是我们从受督者那里收集到的有关培训需求的一些表述：

　　　"我希望能够学习使用 CBT 的一些专门技术，比如思维记录，然后我就可以教给我的来访者，让他们也会使用这些技术。"

　　　"我得承认我对 CBT 模型还不是那么自信，因为之前我对来访者主要采用非指导性的、罗杰斯式的咨询方法。我希望能够做到更加结构化和聚焦主题，但同时继续做一个温暖和善于倾听的咨询师。我不是说 CBT 治疗师不够温暖和不善于倾听，我只是不确定我要如何将这两者结合起来。在这个方面我可能需要一些指导与反馈。"

　　　"我知道在这个临床机构大量地使用录像，所以我很渴望得到对我整个治疗会谈的反馈，当我有机会在录像中看到自己时，我就能更清楚地知道自己哪些地方做得好、哪些地方还需要努力改进。"

"我真的很高兴能在住院医生训练期间接触到 CBT, 我想我会对 CBT 理论和基本技术有更好的认识, 但我从未从头到尾地做过一个完整的 CBT 治疗。现在我希望能学习如何做。"

当受训者是一名新手治疗师时, 督导师通常会重点关注他或她的基础胜任力及功能胜任力（Newman, 2010）, 主要包括以下方面（大部分或全部）:

- 讨论并练习如何建立良好的治疗关系、倾听与反映技能。
- 推荐受督者阅读 CBT 的基础论著。
- 针对特定心理障碍及临床问题的心理教育（及扩展阅读）。
- 回顾专业伦理的基本要点, 包括讨论美国心理学会颁布的《心理学家伦理守则与行为规范》（*Ethical Principles of Psychologists and Code of Conduct*, APA, 2002, 2010）。
- 总体介绍保存临床记录的专业要求以及临床电话（及其他通讯方式）沟通的正确使用。
- 练习如何帮助来访者适应 CBT 模型的治疗过程。
- 示范如何进行多学科合作及协商（例如, 在得到来访者许可之后与其精神科医生进行联系与沟通）。
- 练习各种技能（如, 认知重构、苏格拉底式提问、制定任务等级、腹式呼吸、引导性想象）。

- 开始讨论跨文化因素以提高 CBT 治疗的胜任力。
- 整理常用的 CBT 家庭作业清单以及它们的使用方法。

随着受训者对认知行为治疗理论及技术的理解和自信水平的提高，督导的重心就可以转向更高水平的胜任力要素，比如个案概念化、针对高风险来访者的复杂技术、识别并修复治疗关系中的问题。

美国心理学会（Fouad et al., 2009）制订的关于功能胜任力的基准文件也许可以为督导师提供有用的辅助工具，以评价受督者处于不同的训练和专业发展阶段时必须具备的技能水平。尽管这个基准文件不是专门针对认知行为治疗师的发展的，但是它确定了受督者在获得独立从业资质前必须掌握的 16 个核心领域（包括专业性、科学知识与方法、循证实践）。每一个领域都分别包含了受训者达到可以开始见习、实习以及执业的一系列行为指标。这一胜任力基准文件可以有效地协助督导师为受训者设置与其发展水平相适应的年度训练目标，并据此评价心理学专业受训者在一个学年中取得的进步。针对督导师自身的行为评价标准也已经制订完成（Falender & Shafranske, 待发表）。

与精神科住院医生一起工作的督导师们可能还需要熟悉"精神病学重点工程"，这是由美国研究生医学教育鉴定委员会（Accreditation Council for Graduate Medical Education，ACGME）和美国精神病学与神经病学委员会（American Board of Psychiatry and Neurology，2014）联合发起的。与上面描述的胜任力基准文件类似，精神病学重点工程也分别明确了住院及门诊精神科治疗、会诊以及心理治疗督导所涵盖的胜任力核心领域。ACGME（2001）也制订了精神科住院医生的 CBT 治疗胜任力标准，可以辅助督导师在目标设置与评价时对受督者的 CBT 特定胜任力进行评估。这些标准包括以下能力：根据 CBT 模型对来访者做出诊断、保持会谈结构化以提高效率、帮助来访者识别并调整非适应性的认知，以及建立牢固而积极的治疗联盟（参见 Friedberg, Mahr, & Mahr, 2010; Kamholz, Liverant, Black, Aaronson, & Hill, 2014; Sudak, 2009; Sudak, Beck, & Wright, 2003 ）。

现在我们来看一看临床训练的设置是如何影响督导方法的。在附属于大学的临床咨询中心，如果受训治疗师是一名在校研究生，而督导师是一名教职人员，那么督导师对来访者的治疗过程以及督导本身的管辖权一般是明确的。而在其他环境中，临床督导师的作用以及治疗过程可能会受制于督导关系之外的某些因素。下面的例子（改编自 Belar, 2008）说明了可能会影响督导师作用、责任与督导结构设置的若干因素：

■ 督导师希望受训者对治疗会谈进行录音或录像，但受训者的工作机构出于隐私保密方面的考虑不允许对会谈进行录音录像。

■ 临床机构的档案管理规定要求受训者在治疗会谈结束后 24

小时内提交案例记录报告，但这样督导师就没有足够的时间来审核或修改受训者的案例报告然后再正式提交上去。

■ 一名实习生在一个癌症心理服务机构对来访者进行病床边的个别治疗，同时在一周内还数次陪伴来访者去接受化疗；如此，受督者在两次督导之间就发生了不止一次与来访者的治疗性接触，督导师认为这样的安排可能是有问题的。

■ 受训者在一个精神科住院病房与不同学科的团队成员一起工作，除了督导师之外，他或她也会得到来自团队成员或其他人的临床指导，因为他们也对来访者的治疗结果负有部分法律责任。

■ 一名心理学家为一名精神科住院医生提供 CBT 督导，后者还需定期与一名精神药理学督导以及医院门诊部主任讨论她的来访者。

在上述情境中，在督导师办公室里进行每周一次督导的常规模式也许无法满足治疗机构或来访者人群的需要。"不违反原则的灵活性"（Kendall et al., 2008）这一概念（通常指在现实环境中传授和实施循证治疗时）有助于理解如何针对各种不同的临床设置与来访者人群，选择并开展最有效的督导实践方法。例如，当受训者在住院病房提供心理治疗服务时，由于不被允许录音，习惯于使用会谈录音进行督导的督导师就不得不改变方法了。这种情况下，督导师可能会征得来访者的同意后，在单向玻璃后面观察一次治疗会谈过程，或者与受训者坐在一起共同进行一次治疗（督导的协同治疗），以获取原本通过录音录像来收集的第一手资料。如果督导师无法前往训练机构，不能直接观察受督者的工作过程，那么也可以要求受督者在治疗会谈中或结束后立即记录会谈中的详细内容（包括直接引用来访者和受督者的原话）。尽管这种记录方式不如录音录像或现场观察来得真实和全面，但这种详细记录也足以提供督导所需的类似逐字稿的具体信息。

文档记录管理

督导师有责任让受训者充分认识到对每个案例做好细致完整的临床记录的重要性。无论临床记录是以纸质书写的形式还是保存在一个加密的软件系统里，督导师都必须审核受训者的记录文档并在记录上共同签名。记录的审核与督导师签名都必须及时完成。这个文档记录除医学和法律的目的之外，也具有训练的功能，督导师可借此评估受训者的临床思维风格。

临床记录的内容理论上应该包含以下信息：

- 个人信息，包括来访者的姓名、生日（及出生医学证明编号）以及治疗师与督导师的姓名。
- 来访者的诊断以及关于临床问题的其他具体描述。

- 来访者所做的自评量表测量结果[例如,《贝克抑郁量表Ⅱ》(the Beck Depression Inventory; Beck, Steer, & Brown, 1996);《结果问卷》(the Outcome Questionnaire; Lambert, Lunnen, Umphress, Hansen, & Burlingame, 1994);《病人健康问卷-9》(the Patient Health Questionnaire-9; Kroenke, Spitzer, & Williams, 2001)],或基于访谈或观察的评估测量[例如,《贝克自杀意念量表》(the Beck Scale for Suicide Ideation; Beck, Kovacs, & Weissman, 1979)结果]。
- 简明精神状态检查结果。
- 自杀风险评估筛查(如,是否有自杀意念、企图、计划等)。
- 本次会谈的议程,列出需要达成的几个目标。
- 记录的主体内容,包括确认和讨论的问题、采用的干预方法、会谈中对来访者的主要"教学重点"、家庭作业的布置与回顾、来访者与治疗师的重要对话摘要,以及来访者在治疗中的反应水平与取得的进步。
- 治疗师与督导师的签名(或电子签名),会谈当天的日期,下次预约时间(如果有的话)。

可见,要完成这样详细全面的临床记录要求受训者必须做到高效、勤奋、认真、专业负责并保持临床敏锐性。只有这样,受训者的文档记录才能成为其不断提升的胜任力的良好指标。

有效的督导师会定期审阅受训者与来访者工作中的一切书面

记录材料（如，测评报告、治疗记录、与工作相关的电话沟通记录），提供反馈和改进建议，并在记录上签名。督导师自己也会认真做好督导记录的文档管理，为受督者做出榜样示范。如果督导师与受督者的来访者发生了接触，例如在治疗中全程或部分参与工作、直接给来访者打电话或者在危机情境下为来访者提供干预（下文将会提到），那么事后督导师会在受督者的原始文档中添加注释。

当督导师认真审阅受督者的临床记录时，可能会有机会发现很有价值的教学重点。以下是督导师的一些评论示例，他们对受督者与来访者的咨询记录提出了反馈：

> "我很高兴听到你说，上次治疗会谈后的第二天你给来访者打了电话，看来访者在做什么，并再次检查其自杀想法的水平。你应该在文档里增加这一条记录。因为写了记录就能表明你对这名门诊病人按照治疗计划落实了对他的额外 * 安全监控。"

> "上次会谈中，你的来访者是否填写了情绪调查表？你的记录里没有她的量表结果。如果是因为她拒绝做量表，那你也要写一条补充说明。可能的话，请她下次会谈早一点来，这样她就有时间填写量表了。来访者的连续评估结果是对她

---

* 指咨询时间以外。——译者注

治疗进步的衡量指标之一，因此非常重要。"

"我认为你对这名来访者延迟实施暴露治疗是有充分理由的。他似乎对 CBT 治疗存在矛盾心理，如果你强行推进这一干预的话也许会导致他治疗脱落，这样你就没有机会帮助他了。你应该在临床记录中添加一条关于这一原因的说明。我们希望记录文档能够反映出你在决定采用或不采用某一特定干预方法背后的临床思维。"

"审阅你的咨询记录是一项令人愉快的工作！你的记录写得很好，清晰、全面，体现出你对来访者有很好的个案概念化理解。我知道要做到这样的水平需要花很多时间，但我希望你能继续保持下去。"

指导、示范、角色扮演和检查录音录像

有效的 CBT 督导与有效的 CBT 治疗一样，要求双方共同参与、通力合作。在督导中，这种"合作"通常要求督导师指导和示范如何在不同的临床情境中、运用各种 CBT 方法恰当地与来访者进行互动，受督者则需要回答问题、解释他们的治疗计划、形成临床假设以及具体实施方案（比如，通过与督导师进行角色扮演）。督导师努力在这两个方面保持一种平衡，以帮助受督者逐步学会独立思考，督导师通过精心设计的提问、评论、指导以及"如何做……"的例子对受督者进行引导和训练。很显然，获得与保持这样的督导技能的一个重要部分就是督导师自身要具备（并保持）CBT 治疗的胜任力。在下面的对话示例中，一名 CBT 督导师正在指导受督者如何从一名具有模糊、回避沟通风格的来访者那里引出更多的具体信息。

受训者：我发现我在理解来访者的时候非常困难。我试图问他问题，但是他很狡猾，如果可以用这个词的话。他说起来滔滔不绝，但是我真的很难理解他在说什么。然后，当他看着我并问"你明白吗？"，我完全不知道该怎么办，因为大部分时间里我都不明白他说的内容，但我不确定要不要说出来。

督导师：如果可以的话，你能告诉我你在犹豫什么吗？如果你告诉他你很希望能够更好地理解他，但是有的时候你很难理解他的话，你觉得这样做意味着什么？可能会发生什么？

受训者：我觉得我有两个顾虑。一个是我不希望对方以为我没有认真倾听，另一个是我不想暗示他说的话让人听不明白。

督导师：好极了。你要怎么跟他说才能尽可能减少这些顾虑呢？

受训者：我可以诚实地告诉他，"很抱歉，我没听懂，但是我很想理解你在说什么，所以你可否跟我再澄清一下？"

督导师：很好。就是要简单、虚心和诚实。有时你需要给来访者提供差别性的强化，这样他们就知道自己哪里做得对哪里做得不对。如果他们能以清晰的方式进行沟通，而且你的反应表明你"听懂"了，那么你的反应就对来访者的清晰沟通进行了强化。相反，如果你告诉来访者需要进一步澄清，你的反馈就让他们知道他们需要调整自己对事情的说明方式。你只需要做到以礼貌和关心的方式来表达你的意图就可以了，我知道你能做到这些。

受训者：是的我明白，但我经常担心这个来访者可能会对我说的话感到生气，或者也许他做不到把事情说得更清楚一些，那他可能会感到很挫败。

督导师：这是有可能的啊！如果来访者的确对你礼貌的、关心的请求表现出生气和挫败，你能从中获得什么样的临床数据？

受训者：我可能会假设，来访者对被误解的反应非常敏感，也许是因为他过去生活中经常发生这样的事情。另一个有关联的假设可能是，他把我说的话错误地理解为指责或侮辱。这有点像一种"不信任"的图式，或者也可能是一种"不胜任"的图式，如果他对自己无论如何努力也无法被人理解感到沮丧的话。

督导师：这些假设都是有意义的。你做得非常好！我希望他会对你的请求做出好的反应，但是，如果他像你预测的那样情绪激动，你将会得到很有价值的材料来形成和验证你的假设。

一周之后，督导师与受训者回顾了受训者录制的关于她与上述来访者某次会谈的录音材料。下面是他们继续讨论这个案例的一段对话。

督导师：在听这个会谈录音的时候，我明白了为什么跟这名来访者沟通是如此困难。我注意到他使用了大量的代词，但却很少说清楚这些代词究竟指代的是什么内容。比如他说，"这不是我想要的"，"那对我没有用"，或者"我还能把它做得更好吗？"也许你可以让他解释一下这些"这""那"和"它"具体都是指什么。

受训者：要求他解释这些"这""那"和"它"可能有点令人尴尬，不过我可以试试。

督导师：当然，如果在日常生活中这样讨论对话的话的确令人感到尴尬，但是这是治疗，所以我们可以做这种"令人尴尬"的事情！请注意，我不是说这么做无关紧要。你得非常小心和友好地进行对话，你可以说，"当你跟我说'这不是我想要的'，你说的'这'究竟指的是什么？"

受训者：好的，我会试着请他解释清楚。

督导师：我还注意到你和来访者在沟通风格上的其他一些特点。

受训者：哦，我很好奇。

督导师：你向来访者提了一些很好的开放式问题，确实是非常具有启发性的问题。我听录音的时候，非常想听到来访者对这些问题的回答，但是没有听到。他总是回避你提出的问题。这个模式非常一致。这几乎就像是你没有在与人对话。你问了一个问题，然后他说其他的事情。你跟随他的话题内容，提出另一个与之相关的好问题，然后他的回答依然是不相干的其他事情。就这样周而复始。他就像是一个移动靶。

受训者：我之前从来没有这样想过，但是我觉得你说得对。他总是回避我的问题是我始终无法与他进行连接以及无法理解他的部分原因。你觉得他是故意的吗？他是有意要回避我的问题？

督导师：这可能是他总体上的回避风格的一部分。或者也许他并没有在听你讲话。也许他完全听明白了你的话但是并不打算回答。你可以返回到你最初提出的问题上去，而不是让来访者带着你兜圈子白费力气。

受训者：你的意思是我该直接对他说，"我们能不能回到前面那个问题上？我很想知道你对此的想法。"

督导师：就是这样。试着再问他一次。把他带回到你提的问题上去。

受训者：这么做的话也许我能从来访者那里得到更多有用的信息，而且可以更好地理解他。另一方面，也许我会发现其实他不乐意配合我对他的探索。不管怎么样，我们都可以借此突破当前的停滞状态。

督导师：说得好。我同意。让我们看看下次会谈会发生什么。

如果受训者在下次治疗会谈中继续录音，而督导师继续听录音，督导师就能看到受训者在多大程度上遵循了治疗计划，即友好地请求来访者把话说得更具体一点，并在对话过程偏离主题时回到原来的问题上去。这确实也是会谈录音的众多好处之一，督导师可以确定从督导会谈到治疗会谈中发生了多少迁移，以及这种迁移在多大程度上促进了来访者的有效反应。

在回顾受督者与来访者的录音时，督导师可以采取随时随地进行反馈的方式（例如，播放一段录音，然后暂停、进行讨论），或者针对整个会谈过程提供更加全面的反馈。两种方式都可以使用，但又各有利弊。例如，采用随时随地反馈的方式对于阐明某些临床抉择点比较有用，比如督导师会问受督者为什么他们以某种方式对来访者做出反应而不是另一种方式，对于来访者在某个时候的言语和行为他们是如何解释的。另一方面，如果督导师过于热心，那可能对受督者的管理就会过细，他们会提出很多建议和太多批评性反馈，而没有首先看一下整个会谈的工作进展。这种做法应尽可能避免，因为这样会引发受训者的自我怀疑并增强他们的自我意识（但是，相反，他们需要更多地关注来访者而不是自己！）。有效的 CBT 督导师能认识并传递给受督者这样一种观点：做好一次会谈常常可以有很多种"正确"的方式，受督者不是一定要完全按照督导师对录音中某个时刻的想法和行为建议。使用隐喻在来访者以及受督者的学习过程中都是非常有帮助的（Edwards, 2010; Stott, Mansell,Salkovskis, Lavender, & Cartwright-Hatton, 2010），下面节选的这段督导师的话就采用了隐喻来阐明上述观点。

督导师：实施一次有效的 CBT 会谈就像爬一棵树。目标是到达树顶，当然爬树肯定需要具备一定的运动技能和脑子里想好的一个"路线图"，但是在攀爬的过程中可以走很多条不同的"岔路组合"路线，最后都能到达树顶。我爬这棵树时可能选择某一条路线，而你爬这棵树时也许会选择另一条路线，最后我们都能成功地爬上去并在树顶会合。关键是你要有一个计划，而且当你发现某条路线过于危险或者原先选择的路线可能无法到达目标时要有足够的灵活性来调整计划。你对 CBT 概念化和干预方法了解得越多，你能选择的分支路线就越多，而且治疗关系越牢固，分支路线就越坚固，即使你在过程中犯了一两个错误，也可以有较大的回旋余地来安全地找到出路。所以，当我告诉你，对于你在录音中某个时刻所说的话或所做的事情，我可能会说另一些话或做另一些事情，我不是说你做得不对或我的做法更好，我只是想鼓励你去看到实现目标的方法不止一种，你不必每时每刻在每件事情上都过度地担心和自我关注是否做得正确，或者非要按照某种特定的方式去做。

另一方面，督导师可能想要重点对受督者录音中的某些片段进行有价值的教学指导。举例来说，对于某个特定时间点，督导师也许想要建议受督者采取某种特定的干预方法，比如建议受督者友好地询问来访者，当她表现出明显的情绪转变时（比如话说到一半突然停住，目光看向别处），她正在想什么，或者建议受督者在来访者需要练习问题解决方法时，可以这样向来访者提问，"你可以采取什么样的建设性行动来开始处理这个问题？"下面的对话示例中，督导师聚焦于探讨受督者对来访者说的某一段话，目的是帮助受督者提高对来访者的共情反应及治疗有效性，因为治疗中的对话阻碍了来访者的愤怒情绪表达。

受训者：我知道这次治疗我做得不太好。面对来访者的愤怒我感到有点无助。她强烈地抱怨许多事情，并且似乎有愈演愈烈的趋势，以至于我说每句话都被她打断。我记得我想起来这就是"治疗－干扰行为"的一个例子，但是我不确定应该怎么办。

督导师：我也有过类似的经历，所以我理解你说的"无助感"是什么感受。我很赞赏你愿意讨论治疗会谈中进展得不是那么顺利的情况，这需要你在督导中有很大的勇气和信任。这也让我看到你对学习的高度兴趣，尽管你现在有点受伤！

受训者：谢谢。我确实非常想弄明白当来访者的情绪如此失控时我还能做哪些不同的事情。

督导师：我对你有两个建议。一个是比较总体的评价，另一个则非常具体，关于我认为你今后对来访者说话时需要改变的某些方面。总体的评价是这样的，来访者的治疗 – 干扰行为可以给你提供个案概念化的有价值信息。因此，在感到"无助"之外，你还可以思考如何利用治疗会谈中的这个不利事件更好地理解来访者。你也许会因为被她打断而无法把一句话说完，但是你可以在内心默默地进行思考和假设到底发生了什么，这样你就不会感到"无助"了。

受训者：这太有用了。如果我能思考如何概念化，也许就不会感到完全不知所措，我也许就能知道，当在别的时间来访者不那么情绪激动时，我可以说点什么。我应该具体怎么改变我对来访者说的话？

督导师：首先我要说，你通过思考概念化从而知道（当前或以后）该说什么，这是非常好的做法，这样你就能抓住最好的机会进行共情性的、建设性的干预。你能想到这些是非常棒的。后面我们会更多地讨论这方面的问题。现在我要说一说，在你与来访者的对话中我认为可以做出改变的地方。你在会谈中曾这样对来访者说，"我希望你立刻冷静下来。"

受训者： 噢，这太糟糕了！我不该这么说。我说完之后她变得更糟了。

督导师： 对啊！你已经明白了。这是很好的自我观察。

受训者： 我想我是因为太绝望了才这么说的。当时我想，如果我继续这么被动地坐着的话，她会继续变本加厉的，那没有什么好处。但是我也不知道该说什么好，所以我就蹦出来这么一句话，"我希望你立刻冷静下来。"我很后悔这么说。

督导师： 即使你找不到神奇的方法让来访者当场就冷静下来，在被动、无助的一个极端，与说出可能破坏共情的对抗性话语的另一个极端之间，是存在中间地带的。例如，与其说出"我希望你立刻冷静下来"这样的话，不如想办法一点点地帮助她感到自己是被理解的，也许这样她就能逐渐冷静下来。

受训者： 是的，我也想这么做来着。我努力想做一个好的倾听者，但是似乎不太奏效。

督导师： 做一个好的倾听者的确是一个不错的开始。你还可以在身体姿势上倾斜一点，表示你很关注，面部表情要带有关心和共情，并且你还可以添加一些简单的、轻柔的、不会干扰对方话语的短句，比如，"我在听""我知道""太不容易了"或者"我支持你"等等。这样，来访者就不太可能会觉得你在要求她保持平静，或者她惹你不高兴了，或者你在告诉她她无权表达自己的情感，相反，她更有可能把你看作试图帮助她的那个人。这样有助于她逐渐平静下来，然后——当时机合适的时候——你就可以与她更多地讨论她在那个时候是怎么想的，她怎样可以更有效地调节自己的情绪反应。

在上面的例子中，督导师利用会谈录音中的某个特定时刻向受督者提供了一些矫正性反馈。当来访者处于情绪失控的情况，而治疗师希望在无助被动与产生权力斗争之间找到一个中间解决方案时，督导师提出了未来在类似情况下可以采用的一些有效的建议。督导师同时对受督者的自我反思和自我矫正能力进行了积极强化，因而强化了督导关系，并促进受督者的学习过程。

针对整个治疗会谈所做的反馈，有时可能还包括量表的使用，比如 CTRS 的原始版或修订版（Blackburn et al., 2001; Young & Beck, 1980），其优点是督导师可以观察受督者是如何计划、组织与实施一次完整的治疗会谈的。督导师可以看到受督者的任务完成情况，以及当受督者发现没有获得预期的重要临床信息时是怎样调整的。同样，督导师也可以评估受督者是否与来访者建立了良好的治疗关系，以支持和鼓励来访者为改变而努力。此外，督导师还可以判断家庭作业的布置是否源自治疗会谈中已经讨论过的内容，受督者是否为来访者提供了练习技能的机会、有没有提供反馈。这种反馈方式的不利一面则是，在一次督导的有限时间内，要把上次治疗会谈的全部录音都回顾一遍是不可能实现的，所以更常见的情况是督导师需要拿出额外的个人时间来回顾整个会谈录音，然后利用下次督导的部分时间向受督者反馈并进行讨论。

CTRS 也可作为评定者之间的相互一致性信度检验工具。督导师可以让受督者从新近的会谈录音中选择其中一次，双方分别对这次会谈进行独立评分。然后，大家一起对双方各自的评分结果进行比较，这是一个很有意义的练习。督导师可以了解受督者如何评价自己的技能，双方还可以分享他们在 CTRS 每个项目上如此评分的理由。诚然，我们建议进行这样的信度检验更多是从临床训练的角度出发，而不是出于统计学或心理测量学方面的目的。

督导师应该认识到，对受督者的治疗会谈进行录音录像或者观察——比如在督导中与受督者进行角色扮演——可能会引起受督者的焦虑。督导师心中需要考虑这一情况，对受督者给予适当的共情。根据我们的经验，对受督者的治疗会谈进行录音录像的评价方式是利大于弊的。纳尔森（Nelson, 2014）引用了有关这一主题的文献并指出，有证据表明，只有少数受训治疗师确实会在录音录像过程中遇到困难，那些起初感到焦虑的受训者通常会在多次重复后逐渐适应这种督导方式（这种现象就是一种习惯化的过程）。督导师可以为受督者做出榜样，把自己未经编辑的与来访者的会谈录音（或录像）展示给受督者。督导师愿意将自己不完美的工作过程与受督者进行分享，同时还可以进行一些自我督导的建议（例如，"假如我可以回过头去把这个治疗重新再做一次，我可能会说……"），将有助于增强督导中的相互协作与步调一致。

个体督导与小组督导

有时 CBT 督导师需要选择是采用个体形式还是小组形式来进行督导。个体督导更有利于针对少数来访者进行深入讨论，更多满足受督者的个性化学习需要。当受督者接待的来访者处于高危风险状态或需要复杂的处理时，个体督导可能有必要拿出充分的时间进行个案概念化并详细讨论治疗计划。当受督者需要接受基础胜任力的补救或 CBT 特定领域的额外训练时，采用个体督导的形式也是更加适宜的。这是因为，一方面要考虑帮助受督者达到规定胜任力水平所需要的时间，另一方面也要考虑受督者对于胜任力补救的个性化需求，所以一对一的督导形式可能是最适合的。同样，督导师与受督者之间若发生重大矛盾冲突，一般也最好在个体督导的情境中进行处理。

小组督导（如果可行的话，一次督导的时间可能需要超过一小时）可以通过同伴的案例呈现而提供更多 CBT 理论和技术的学习机会。当小组内有几名受督者时，就有更多机会通过角色扮演、小组形式的技能练习、CBT 技术示范等途径增强督导效果。督导师在决定采用小组形式进行 CBT 督导时，要特别注意对受督者的分类入组筛选以及议程设置。在每次督导开始的时候，都必须设定正式的督导议程，以保证在督导中能对每一个来访者的风险水平进行充分评估、对最重要的临床问题进行处理，并且保证每一位受督者都有充分的讨论与反馈时间。

对于专业水平较高的受督者而言，小组或一对二的督导形式或许可作为有用的"舞台"，以培养他们自己成长为临床督导师。在督导过程中，督导师可以鼓励受督者针对其他人的案例分享自己的想法与建议，从而磨炼他们的督导能力及治疗技能。小组或一对二的督导形式可以提供更加正式的督导技能实操训练。例如，受训者可以轮流扮演督导师的角色，练习如何设置督导议程、帮助对方修通最近治疗会谈中的困难点、确定下次会谈的目标，等等。在这种训练情境中，临床督导师要有效地扮演"元督导师"（metasupervisor，Newman，2013）的角色，不仅要向受训者提供关于其治疗工作的反馈，而且要对他们作为督导师工作的有效性以及未来发展方向提出反馈建议。

有时候，甚至对 CBT 模型不太熟悉的受训者也会接触到类似于督导角色的实践。例如，本书作者之一（丹妮尔·卡普兰）教授一门面向三年级精神科住院医生的 CBT 导论课程。在引入新的教学内容时，她常常会把学生分成若干个三人小组，这样每个小组成员都有机会轮流扮演来访者、治疗师以及观察者的角色。当学习某种新的临床技能（比如设置议程或完成思维记录表）时，小组成员就要在组内进行角色扮演练习，观察者角色的任务是对治疗师的工作进行反馈，包括概念解释是否清晰，是否将 CBT 概念有效地应用于他或她与来访者的工作中。

在小组督导的形式中，无论受训者在 CBT 相关领域的专业水平如何，督导师都必须对督导过程中的重要教学内容进行明确的总结与强化。通过这样的方式，督导师起到了一个类似于总编辑的作用，将督导中学到的内容提炼为更加精细的有效成分，经过重复以及督导师的强化，真正让小组中的受督者能够消化吸收。

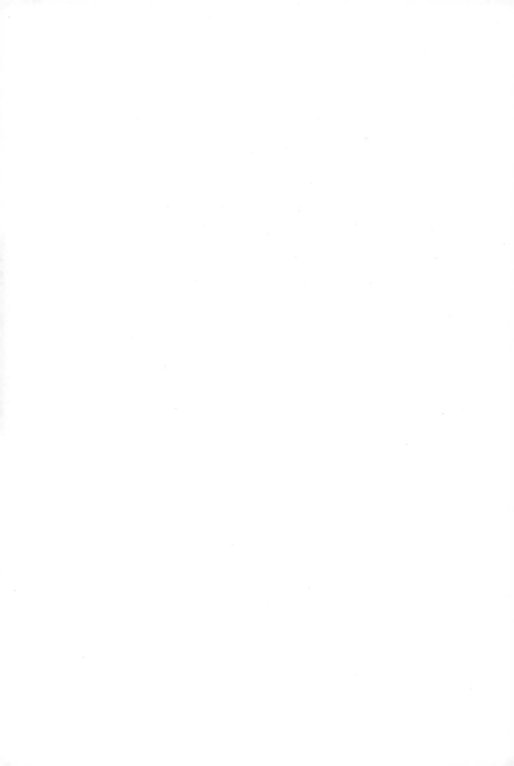

第3章

督导的结构和过程

本章的目的是介绍 CBT 督导师及受督者通常遵循的一个典型流程，以保证时间利用效率、充分关注重要的临床资料、优化学习效果。在下面呈现的案例展示中可以明显看到，基于循证治疗的督导师会采用多种模式的督导方法。督导师通过采用教学、苏格拉底式提问、评估（来访者与受督者的）进步、录音录像、示范、角色扮演以及其他方法，从不同的认知与行为通道渗透并提高受督者的学习效果。

督导会谈中会发生什么？

CBT 督导师会在督导会谈开始的时候设置议程，就像治疗师对治疗会谈的结构化设置一样。受督者的来访者的福祉位于最高优先等级；因此，对当前的每个案例进行回顾是首要任务。案例回顾的特定顺序取决于需要讨论的案例数量以及各自的严重性与紧急程度。一个设置合理的议程应该使督导师与受督者双方都能对每一个案例分配适当的注意力。

除了回顾每一个案例（以及相对应的临床记录）之外，督导议程可能还包括与 CBT 实践有关的一些一般性主题，比如正确应用特定技术（如思维记录表、制订暴露等级、引导放松、想象的工作、矫正核心信念）、建立个案概念化、以最有利于来访者（并且最有可能获得来访者合作）的方式设计家庭作业以及处理治疗关系中的紧张因素。此外（时间允许的话），督导会谈中有时也会涉及有关特定主题的知识性讨论，例如，具有特定诊断（如进食障碍、创伤后应激障碍、人格障碍等）的来访者的共同特征，或者是与某些治疗阶段相关的议题（比如正确处理治疗结束或转介的问题）。督导议程中还可能包含的其他重要议题有治疗中的伦理议题或跨文化问题。理想情况下，这些重要议题应该在被督导的一个或多个案例中都被关注到，但是也可以作为单独的话题进行讨论。

前面提到过，督导会谈中可能包括一些体验性练习（比如角色扮演）或回顾受督者与某位来访者最新治疗会谈的录音录像。当然，督导师一定要确认受督者已经获得了来访者对录音录像的知情同意，来访者已经充分知晓录音录像将用于临床督导，并且知道后续是否会进一步用于训练目的或被妥善删除。督导师也需要确认，受督者已经告知来访者他们随时可以拒绝录音录像，这并不会影响他们受到的关注水平和治疗质量。有一些起初不愿意被录音录像的来访者最终同意了，因为治疗师告诉他们说，采用录音录像进行督导可以使治疗师得到有关案例的更高水平的指导建议，在督导中被评价的是治疗师而不是来访者。CBT 督导的议程可能还包括教学指导（比如讨论需要推荐的阅读材料、运用不同方法对来访者教授自助技术等）、处理临床难题以及制订治疗计划。督导师将与受督者共同协商以决定如何在众多议题上进行时间分配，此时督导师也会向受督者示范如何进行有效的时间管理。

也有的时候，督导会谈中并没有多少新的临床材料可以讨论（比如，一年当中的某个时间段，治疗师和来访者休假了，于是治疗被暂时搁置）。这种情况下最好不要取消督导会谈，而应该利用这个机会进行其他的训练活动，比如督导师可以拿出自己过去对某位来访者的治疗会谈录像进行讨论，或者与受督者进行角色扮演来练习某些重要的技术。即使没有来访者可以讨论也不能在督导中打发时间，开展一些体验性练习对受训者来说是很有必要的，他们可以在这个过程中体会到实施 CBT 的复杂性（Ronen & Rosenbaum, 1998）。

案例展示

下面我们将通过作者之一（科里·纽曼）的一段督导会谈记录来说明"督导会谈中会发生什么"，受督者是一名高年级研究生，名叫安德鲁。我们先进行总体回顾，然后呈现督导师关于某个特殊时刻的思考与评论。

关于议程中四个主题的总体回顾

在督导会谈的最初几分钟里，双方通过协商设置了议程，将督导过程大致分为四个部分。这次督导会谈的大部分内容与结构都是比较常规的，但是对于安德鲁与来访者 G 的会谈录音及安德鲁的《认知治疗评定量表》得分（CTRS; Young & Beck, 1980）的回顾却显得有点"特殊"，因为在本学期这样的回顾已经进行过三次了。鉴于当前并没有需要立即处理的高危风险来访者，因此关于这名来访者的会谈录音及量表评分结果就被列为本次督导的首要任务。列在这项任务之后的是另一个"特殊"议题——回顾安德鲁与另一名来访者 S 的最后一次会谈，包括对 S 整个治疗过程的总结回顾、他的当前状态以及维持计划中如何继续应用 CBT 自助技能以促进康复。接下来的议题聚焦于一名非裔美国籍来访者，但是督导师与受督者并没有按惯例回顾前一次会谈的内容，而是重点讨论了来访者的种族与文化背景对于治疗关系及治疗计划有着哪些重要的影响作用。第四项议题涉及一个伦理问题，安德鲁的一名来访者强烈请求安德鲁为她的姐姐提供个别治疗，他需要想办法应对这个问题。督导师帮助安德鲁对这一伦理困境进行梳理，鼓励他自由表达内心的不适感，同时试图从不同侧面来看待这件事情，以免仅从不适感这一个方面出发来思考什么是最佳的应对方法。最后，督导师与安德鲁进行了角色扮演，帮助他演练如何友好地向来访者说"不"，并能够处理拒绝来访者之后可能发生的任何形式的关系紧张，同时应该与来访者一起建设性地解决问题而不是让来访者遭到拒绝后独自承受糟糕的感觉。

　　通过在督导开始阶段设置议程来结构化督导，其好处之一是可以在督导中得到大量有用的临床资料。对案例材料的回顾不仅仅是检查来访者的当前状态（虽然这非常重要），还要计划下次会谈的治疗策略。督导师会提出不同的假设和建议，但有时也会询问安德鲁，对于某位来访者可以在下次治疗中做些什么，从而鼓励他独立进行一些问题解决而不只是指导他怎么做（参见 Cummings, Ballantyne, & Scallion, 2015 ）。在彼此和谐、合作的督导关系背景下，督导师向安德鲁提供了积极的反馈并提出了建设性的批评，具体内容参见示例 3.1。

此次督导会谈中还有一个值得注意的方面是，运用了角色扮演练习来帮助受督者学习如何友好地对来访者设定某些限制，这是一项非常有用的技能，受训者需要学习在专业权威决断性与维持尊重合作关系之间保持一种微妙的平衡。在督导会谈中还讨论了一个敏感的跨文化议题，来访者曾遭受种族歧视，因此督导师与受督者（作为"两个白人"）需要谦逊地认识到他们或许没能从个人角度上准确地理解来访者（参见 Falender, Shafranske, & Falicov, 2014 ）。

另一个重要的时刻是，督导师向安德鲁建议道，在督导中讨论他对来访者的某个情绪反应时，不必暴露太多的个人信息，这样并不会影响工作的有效性。这是一个区分督导与心理治疗的边界的例子。督导师指出，安德鲁需要运用自己的个人反应作为"线索"来聚焦于对来访者的探索，而不能让自己的情绪误导了对治疗干预的选择。在这次督导会谈中，督导师对安德鲁能够适当地处理自己的情绪反应感到满意。如果发生了相反的情况，督导师就会要求安德鲁去做一些自助练习以提高他的自我反思与自我实践能力，或许可以使用班内特 – 勒维等人（Bennett-Levy, Thwaites, Haarhoff, & Perry, 2015）的工作手册。比如，安德鲁可以做下面这个练习，作为治疗师，他要写出可能会影响自己与来访者工作的一种个人模式（p. 118），然后写出在依照问题解决步骤进行自我思考后，产生了哪些自我领悟（p. 135）。

示例 3.1　督导会谈中的积极反馈与建设性批评

积极反馈：督导师认为受督者⋯⋯

- 在与来访者 G 的这次会谈中的专业评分高于 CTRS 认可的胜任力水平。

- 与来访者之间具有非常牢固的治疗关系，他所采用的改变策略——包括多种方法如认知重构、对回避情境的行为暴露、处理过去创伤、技能练习（如与儿子的沟通）——的目标是准确的，并且将产生重要的治疗性改变。

- 帮助来访者 S 在治疗过程中取得了显著的变化，大大超出了督导师最初的预期，尽管 S 在治疗初始阶段表现出某些方面的功能缺陷。

- 临床记录完成得非常好，作为共同签名人，督导师对此十分赞赏。

- 采用了来自辩证行为疗法和接纳承诺疗法的某些方法，督导师认为这些方法具有教育意义，因此对于可以从受督者身上学习表示感谢。

- 有很好的自我觉察能力，认识到自己被来访者 G 与儿子的互动方式所激怒了。值得注意的是，安德鲁并没有仅仅被情绪驱使着告诉来访者不能这样对待她的儿子，而是意识到自己必须在内心处理自己的情绪反应，同时继续关注来访者的需要。

- 当来访者请求治疗师为其姐姐提供个别治疗时并没有立即给出答案，而是说自己需要与督导师进行讨论，这个反应是正确的。督导师指出，受督者在面临伦理灰色地带时处理得很好。

建设性批评：督导师的补充意见指出，受督者……

- 没有对来访者 G 布置明确的家庭作业的做法是不符合常规的。不过，督导师认为安德鲁实际上也给来访者布置了"隐蔽"的家庭作业，比如无论多么焦虑也要正常上班。所以说，家庭作业并没有被完全忽略。尽管如此，督导师仍然建议安德鲁在布置家庭作业时应该更加明确，以免产生误解。

> - 应当拓宽临床思维，不要将自己拒绝来访者请求为其姐姐提供心理治疗的做法视为"当坏人"。换句话说，不能仅仅停留在对来访者的请求"感到不舒服"的情绪状态，而应该更全面地考虑与这个伦理灰色地带情境有关的益处、弊端以及背景因素。

特殊时刻与督导师的思考

在设置议程时，我（科里·纽曼）希望分配更多的时间讨论来访者 G 的案例，因为我已经完整地听过整个治疗会谈的录音。不过，我还是先跟安德鲁确认了是否有其他紧急问题（比如，其他来访者的高风险情况）需要花较多时间处理。我也希望能留出足够的时间讨论其他重要议题。经过协商一致（在督导会谈的开头 5 分钟内），我总结出本次督导议程包含四个议题，然后我们按顺序进行工作。

1. **来访者 G：**我感谢安德鲁为我提供了他与来访者 G 的一张会谈录音光盘。这意味着会谈录音不是通过网络传递给我的，因而便于保密信息的携带与处理。我告诉安德鲁他在 CTRS 上的评分很不错，还总结了我在会谈录音中听到的能体现安德鲁在 CBT 方面的胜任力的一些做法。虽然我没有花时间逐个项目地回顾评分结果，但是我告诉安德鲁，

他的得分远高于 CTRS 认可的 CBT 胜任力划界分 40（关于
CTRS 量表的历史与评分标准的详细说明请参见 McManus,
Rakovshik, Kennerley, Fennell, & Westbrook, 2012; Muse &
McManus, 2013）。尽管我认为来访者 G 能够成功做到每天
去上班得益于之前布置的家庭作业，即建议来访者在两次
会谈之间暴露于害怕与回避的情境中，但我还是建议安德
鲁在给 G 布置家庭作业时应该做到更加明确和清晰（这样
安德鲁就可以获得更高的 CTRS 评分）。安德鲁与我讨论了
G 害怕跟儿子谈论关于他的自杀意念，以及她对儿子侵入
性的"直升机式父母"*行为。安德鲁运用个案概念化进行
解释，G 十分痛惜多年前自己未能"挽救"母亲免于自杀，
所以她现在要努力保护她的儿子脱离自杀的威胁，她每天
围着孩子转并试图控制他的情绪。不幸的是，她还有一个
适应不良的信念，认为与儿子谈论有关自杀的话题可能会
真的导致他产生自杀企图。所以，安德鲁和我的结论是，
应该与 G 讨论这个信念，并采用角色扮演帮助她练习如何
安全和有效地向儿子表达她的关心。与此同时，我注意到，
G 儿子的自杀想法让 G 感到惊吓是可以理解的，所以，如
果治疗师无法说服她接受与儿子公开谈论自杀这一做法的
潜在益处，我们也应该尊重她有说"不"的权利。为了区

---

*指父母随时随地监控孩子。——译者注

分"教学与治疗"，我称赞了安德鲁能说出自己对于 G 对待儿子的行为的个人反应，这样他就能尽量保持客观，向来访者提供适合她生活情境的反馈。也就是说，他注意到自己的"反移情"反应，通过自我觉察他就能够继续完成治疗任务。按照 CBT 督导师的行为常规，我没有在这个问题上做更深的探究，因为我觉得安德鲁的自我觉察在这个情境中已经足够保证安全了。我明确地对安德鲁说，他不必告诉我更多与他的内在反应有关的个人成长史细节。假如我认为他的自我觉察不够充分的话，我可能会要求他利用个人时间进行自我探索，然后询问他接下来该如何更好地与来访者进行工作，而不是聚焦于他的个人反应。

2. **来访者 S 的结束会谈及总结报告：**我们回顾了安德鲁对来访者 S 的成功治疗，在治疗开始时 S 是一位高度回避的年轻男性，存在明显的社会功能缺陷。而在治疗结束时，S 不仅在贝克量表上的得分降低了（这表明他的情绪症状减少了），而且能主动去约会，也更愿意识别和接纳自己的各种不同情绪感受。我很高兴安德鲁能及时完成关于这个案例的最终总结报告，这是案例记录文档的重要组成部分。我还表扬了安德鲁，他建议 S 在治疗结束后自己在家坚持进行 CBT 自助练习，继续训练各种技能，从而使治疗中获得的进步能够保持下去。安德鲁和我还简要总结了 S 的个案概念化以及相关的治疗技术，这样可以让我们回顾治疗过程的整体路径，我们如何帮助来访者克服他对自己的想法及情绪的恐惧（这一症状源自来访者对患有严重精神障碍的孤僻父亲的想法及情绪的恐惧）。由于安德鲁对 S 提供的支持以及对治疗计划的顺利实施，S 在治疗中取得的进步超出了我最初的预期，我对安德鲁说这是很值得表扬的工作成果。

3. **与"IT 男"相关的跨文化特殊议题**：在开始讨论议程中的第三项议题前，我跟安德鲁确认了一下是否还有足够的时间来完成今天督导议程中的余下两项议题。然后，我们开始讨论"IT 男"，一名非裔美国籍男性来访者，他怀揣美国梦，梦想能够拥有高端的工作和经济收入，但他逐渐陷入愤怒当中，一部分原因是他个人所经历的种族歧视。安德鲁敏锐地注意到，来访者对于父亲入狱一事感到非常痛心，而且他相信假如一个白人犯了同样的错误是不会被监禁的。安德鲁与我努力设法帮助来访者处理他的愤怒情绪，同时避免造成一个潜在的暗示，好像他的愤怒是没有正当理由的，特别是我们（作为"两个白人"）不可能处在他的位置上去真实地体验他的感受。我突然想到一个主意，让安德鲁给来访者布置一个家庭作业，他可以去研究一下一些有色人种名人（无论男性女性）关于种族歧视的历史名言，他们如何面对由于思维定势而产生的对有色人种的歧视。通过这种方式，我们就可以提出，来访者有权利对抗监禁他父亲的司法系统，同时可以运用个人技能来管理好自己的情绪。我补充道，安德鲁和我也许可以向来访者学习，我们愿意阅读一些资料（由来访者推荐给我们作为我们的家庭作业），在这个跨文化的议题方面我们是来访者的"学生"。值得称赞的是，安德鲁在采纳我的建议时既机智又谨慎，他说他要去"跟来访者商量一下"。他的这个做法非常正确，因为当来访者期待得到我们的帮助时，我反而要求他做我们的老师，这也许会显得过于冒昧，他也许并不想勉为其难地教育我们。这件事应该由来访者来决定。我们只是想表达我们愿意从他那里学习一些有价值的内容。

4. 关于是否要为来访者的姐姐提供个别治疗的特殊伦理决策：本次督导议程的最后一项议题内容很丰富，我们讨论了一个伦理议题，采用引导式发现的提问帮助安德鲁思考如何解决问题，通过角色扮演来练习如何婉转地对来访者说"不"，我们还做了进一步的问题解决来决定，假如安德鲁选择同意向来访者的姐姐提供个别治疗该如何妥善处理保密问题。我注意到，来访者请安德鲁为她的姐姐提供心理治疗表明了她对安德鲁的信任，这种信任让安德鲁感觉不错。但与此同时，安德鲁也对此感到不安，如果他同时为姐妹俩提供个别心理治疗，可能存在潜在的保密风险，尤其当其中一方的严重临床问题与另一方存在关联时。我也认为这么做问题比较大，但是我希望安德鲁能进行更加全面细致的思考，而不仅仅是回避自己不舒服的感觉。的确，治疗师在面对来访者提出的请求时所产生的不舒服感觉可能是一个重要线索，意味着这个请求在临床上是不适宜的。另一方面，这也可能仅仅是安德鲁想要尽快放弃、回避问题解决。所以我问安德鲁，他能不能想象一下，拒绝来访者的请求与同意治疗来访者的姐姐，哪种情况更可行？在这个讨论过程中，我们突然想到关于治疗的可获得性概念。来访者的姐姐是否有其他的治疗选择？她不能去找其他治疗师吗？我们也想到，安德鲁可以明确地与来访者讨论关于保密的问题——例如，除非来访者和她姐姐都同意双方之间互相保守治疗秘密，安德鲁才能对她的姐姐提供治疗，而且安德鲁可以依据自己的临床判断来向一方披露关于另一方的某些信息。我们进行了角色扮演，帮助安德鲁练习如何委婉地拒绝来访者的请求并提供充分的理由。在这个练习中我们还做了一些问题解决，我们想到一个方法，安德鲁可以通过电话与来访者的姐姐交谈，跟她有一些个人接触，鼓励她主动寻求所需要的帮助，安德鲁可以帮她提供转介，让她有信心去完成后续的事情。我很高兴安德鲁能在督导中提出这个议题，因为这是一个处于伦理灰色地带的难题，在对来访者采取某种实际行动之前需要对此进行认真的思考并提前排除障碍。

从上面我们可以看到，这次 CBT 督导所涵盖的内容并不仅限于 CBT 治疗范畴。无论治疗的理论取向是什么，有效的心理健康服务督导常常要帮助受督者提升他们的基础胜任力，例如多元文化敏感性以及进行伦理决策。这个结构化的督导会谈体现出典型的 CBT 风格，因为它主要运用了 CBT 理论取向的概念术语及技术，包括采用 CTRS 来评估安德鲁对来访者 G 的会谈录音，以及在一种协作的氛围中提供支持与指导。

第 4 章

处理督导中的特殊议题

本章将讨论督导中的特殊议题或特殊情况，而不是当我们提到临床督导时通常会想到的典型的、常规的训练和临床监控方面的内容。督导胜任力的一个重要部分就是，处理受督者的问题，在跨文化议题方面拥有相关的工作知识（Falender, Shafranske, & Falicov, 2014），具备临床伦理方面的扎实基础（Pope & Vasquez, 2011; Thomas, 2014），以及乐于面对并处理困难的临床情境，只有这样，受训者才能得到他们需要的额外帮助以确保来访者得到足够水平的服务。下面，我们通过示例来说明 CBT 督导师如何运用上述知识处理问题情境，并提出了一些指导建议。

应对受督者带来的挑战（焦虑、羞耻、防御）

对于很多督导师来说，他们与受督者一起工作的过程是个人职业经历中具有独特意义的一部分。然而，督导关系中不可避免地也会遇到一些紧张和挑战。尽管每一对督导师—受督者的关系都具有独特性，我们也可以总结出 CBT 督导过程中可能出现的一些增加工作难度的共性问题。

焦虑 / 羞耻

督导关系中最常见的困难可能就是受训者的焦虑了。尤其是那些处于训练初级阶段或是曾接受过其他模式的督导而对 CBT 感到不熟悉的受督者，他们肯定会有一定程度的焦虑。督导师会观察新手受督者尚不熟练的 CBT 技能，同时向受督者所属的训练项目提供评价性反馈，之后可能还会对受督者是否能够进入实习或工作岗位提出参考建议，或者最终对于受督者能否顺利通过训练而取得专业执业资格具有发言权。基于上述情况，如果受训者在督导中一点也不焦虑，反而是令人惊讶的。不过，有时候受督者的焦虑水平实在太高，以致妨碍了督导过程与受督者的专业发展。受督者在高度焦虑的情况下，很难清晰地说明他或她与来访者的会谈内容、确定治疗的下一步有效策略或者吸收与采纳督导师的反馈。

在督导早期阶段，CBT 督导师要做大量工作以减轻受督者的焦虑。在督导开始时，督导师可以向受督者说明，犯错误是学习过程的一部分，而提供矫正性反馈是督导的常规工作。CBT 督导师一定要注意，在提出改进建议时要同时指出受督者做得好的地方或者有进步的地方。就像在治疗过程中，指出并挑战来访者在会谈中提到的每一个自动思维并不是有效的治疗策略，过多指出受督者需要改进的方面也会增加其心理负担，使他或她感到困惑或沮丧。

督导师可以通过在督导中示范开放性来帮助受训者降低焦虑：例如，督导师可以适当地暴露自己作为治疗师做得不够完美的经历。正如治疗师在合适的时机、简要分享自己克服某些挑战的经历有助于对来访者的自我不完美体验进行正常化，CBT 督导师也可以将自己刚入行时遇到的挑战作为参照，帮助受督者对自己的学习历程感到更加放松。纳尔森等人（Nelson, Barnes, Evans & Triggiano, 2008）的一项研究支持了这种方法的有效性，在这项研究的样本中，经验丰富的、"智慧"的督导师将困难正常化为专业学习与发展的必要组成部分。另外，这些督导师在谦虚地自我暴露自己的工作瑕疵时还夹杂了一点点幽默，请看下面这段督导师的评论。

督导师：我第一次对来访者进行渐进性肌肉放松训练时，我太紧张了，我也许让她变得比开始的时候更紧张。更糟糕的是，我居然开始打嗝！我得承认，我犯的错误真的很搞笑。后来，我只好在治疗会谈之外对这个技术进行多次练习，直到我觉得可以在来访者身上应用了为止。我觉得，当你准备使用我们在督导中讨论的暴露指导语时，可能也会遇到同样的挑战。我们是不是在督导中再练习一下这个方法比较好？

同样，督导师在必要的时候向其他专业人员请教的举动，也会帮助受督者降低由于"不知道"而产生的焦虑。下面这段话就展示了这种情形。

督导师：你看，我对于如何帮助你的来访者解决困境有一些想法，但是事情的进展好像不像我们想象的那样顺利。我知道 E 博士刚好也处理过与你的来访者很类似的问题。我们去跟她交流一下，看她有什么想法可以与我们分享。

对任何一种训练水平的受督者来说，这样的建议都是非常有用的，可以提示他们在需要的时候适当地求助于其他专业人员。

有些时候，受督者对督导过程的认知或其自身的技能基础也会增加督导中的焦虑感。受督者可能会有这样的想法或假设，"即使我不清楚，也得表现得十分了解的样子"，"我现在就应该知道一切该怎么做"，这样的想法会阻挠受督者向督导师请求帮助或承认自己的不足。CBT 督导师应选择在合适的时机鼓励受督者与自己讨论关于督导过程的诸多想法，或了解受督者的自我评价。督导师当然可以采用 CBT 技术来评价这些想法和矫正它们，促进受训者更加建设性地参与到督导过程中。但是要注意，督导师在采用这样的方法时需要避免介入治疗的范畴，督导师应准确聚焦于受督者与当前工作有关的焦虑及相关想法。请看下面的对话片段。

督导师：当我对自己的工作产生怀疑时，我发现很多对来访者有帮助的技术——比如使用引导式发现提问以理性地对待自动思维——对我自己也很管用。这也是练习 CBT 技术的好方法。我们现在来让你试试，你看可以吗？比如，在我问你你跟 W 先生分享个案概念化的进展时，我注意到你叹了口气，看上去有点不安，你现在脑子里有什么想法？

受训者：噢，我在想他对我们讨论的某些内容不太同意。我不知道该如何回应或接下去该怎么办。

督导师：谢谢你告诉我这些。这很重要。你可以对自己进行引导式发现提问。他不同意"对你意味着什么？"

受训者：嗯，我猜想我可能做得不对。你可能会对我很失望，因为我们在督导中花了那么多时间讨论个案概念化，如果我对来访者解释得更好一些也许情况会更好。

督导师：谢谢你把这些想法告诉我。我想，除了想到是你做得不对或你让我失望了，我们是不是可以花一点时间思考一下，W 先生的这种反应是否还有其他可能的解释。你愿意尝试吗？

受训者：当然可以。

督导师：很好。所以，一种可能性是你让我失望了，还有其他可能性吗？

受训者：嗯，你也可能会思考你自己哪里搞错了。

督导师：完全有可能啊！因为这是我们一起讨论的结果。我也很容易会想到我让你失望了！但是我不认为"把事情搞错"一定是一件坏事情。有时候，与来访者工作不顺利也能让我们获得跟进展顺利一样多的信息。也许我们可以花点时间想一想，我们能从 W 先生的反应里发现什么。基于这样的思考，我们可以采用的另一个合理反应是什么呢？

受训者：也许我们可以参考 W 先生所说的话来完善对他的个案概念化，或者我们可以将他的反应整合到概念化当中去，当他人试图给他提出善意的反馈时他的反应风格是什么样子的。

督导师：完全正确。你的想法非常具有建设性。注意一下，你可以如何理性应对这一情境而不是感到受挫。学习并不一定总是痛苦的！

虽然上面所呈现的技术与治疗中所使用的并没有本质差别，但目标是探索受训者与当前工作有关的想法，所以没有必要深入受训者的个人成长史或与他人的关系。这种对技术的严格限制使用有助于保持教学与治疗之间的重要边界。如果受督者自己不自觉地披露了过多个人信息（就像他们在个别治疗中那样），督导师就必须以非羞辱的方式请他们克制这种行为。请看下面的例子：

督导师：我很感谢你对我的信任，但是在督导中你没有必要暴露这么多你的个人生活和困难。我希望能理解有哪些压力影响了你当前的工作，但是我需要在督导和治疗之间划清界限。只有这样我们才能将督导关系保持在适当的范围内，而且坦率地说这样做是为你好。我希望我这么说不会让你听上去有任何的不愉快或感到忽视。我真的很在乎你感觉好不好以及你在督导中是否有积极的体验。

阻抗 / 防御

受督者的焦虑有时会表现为防御或抵制采纳督导师关于后续治疗工作的建议。有时，当受训者表现出对督导的阻抗时，前面介绍过的处理焦虑的简单认知重构技术对处理阻抗也是有用的。不过有的时候，受督者对反馈的阻抗并不仅仅出于焦虑。并非所有受训者都是自愿接受 CBT 督导的。有些人参加 CBT 训练和督导只是因为训练项目的强制要求，但他们可能更倾向于另一种个案概念化的理论模型及干预方法。在这种情况下，受督者也许不情愿采纳督导师建议的 CBT 技术，或者认为督导师要求他或她这么做是在挑战他或她个人更愿意接受的思维方式。

有明显阻抗的受督者也许对 CBT 存在误解。我们来看一下下面这段对话，发生在作者之一（丹妮尔·卡普兰）与一名曾接受过心理动力学训练的高年级精神科住院医生之间。

督导师：似乎，来访者在谈到自己十几岁时在周末被妈妈独自留在家中的经历时，感到非常痛苦。

受训者：是的，她一直哭泣，直到感到呼吸困难。她感到非常痛苦。在那个时候，如果我按照你的建议去做的话就显得太残酷了——在她感到如此痛苦的时候询问她的想法。

督导师：我们可以暂且假设一下这不是你的"CBT"来访者。如果你采用另一种理论模型与她工作的话，你会怎么做？

受训者：嗯，我会对她进行共情。

督导师：没错。共情和支持在这个时刻是非常正确和有帮助的。你认为 CBT 治疗会指导你不要这么做吗？

受训者：对啊，你一直在对我说我应该要评价她的思维。

督导师：在不同的情境下使用不同的语气，这没错，但是我要明确告诉你，在 CBT 治疗中，面对这样的情境同样要对来访者进行共情，这是非常重要的。如果你愿意的话，我们可以对这个情境做一下角色扮演。你扮演来访者，我可以展示一下 CBT 治疗师如何努力理解来访者在这个过程中的想法，并始终保持温暖、支持与关心的关系氛围。

请注意在这个例子中，督导师并没有对受督者的话语"评价一个脆弱的来访者的想法是残酷的"表示不满，而是采取了更具探索性和引导性的一种方式。督导师发现受督者对 CBT 本身存在错误的信念，因此督导师需要修正这一信念，以一种非防御性的、不"残酷"的方式！督导师继续保持与受训治疗师的合作，寻找双方的共同点，避免陷入一场权力斗争（参见 Sudak et al., 2015）。

莱瑟与贝克（Liese & Beck, 1997）在关于 CBT 督导的综述文章里讨论了可能妨碍建设性督导关系的一些常见的关于 CBT 的错误观念。主要有：CBT 不重视来访者的既往史和成长经历；CBT 认为治疗关系是相对不重要的；CBT 治疗师不关心来访者的情绪，只是关注来访者的"歪曲"想法。受督者如果之前只接触到关于 CBT 的一些道听途说或刻板印象，就很有可能会抵触采用 CBT 的方法去治疗来访者。因此，当督导师觉察到受督者的阻抗态度时，一定要探查受督者在多大程度上存在一些关于 CBT 的错误观念。

督导师需要区分受督者只是抵触在 CBT 框架下对来访者进行工作还是在整体上抵触接受督导，后者可能意味着受督者存在更加严重的问题。指导同一名受督者的几位督导师可以对此进行定期讨论，或者，可行的话，与受督者的训练项目机构进行沟通，这些都能帮助督导师更好地理解受督者产生防御与阻抗的背景情况，并制订关于这个问题的应对策略。如果可能的话，督导师应该与受督者讨论这些策略，明确指出问题的性质并说明改变的具体目标。下面这几个例子展示了在工作中遇到受督者的阻抗时，督导师如何明确并处理这个问题：

> "我的工作职责要求我在你的临床记录上共同签名，但是你在督导时并没有把治疗记录带来。我们是不是谈一谈这究竟是怎么回事，然后制订一个补救计划？"
>
> "这几周我们都在讨论如何帮助你的来访者发展出有效策略以应对她的强烈愤怒。我注意到你花了很多时间与来访者谈论其愤怒的历史起源，却较少讨论她当前感到愤怒时的行为。我对此感到担心，因为我没有听到来访者的行为有明显的改变，而她目前因在工作中情绪失控而处于试用察看期。

我们讨论一下你对这个问题的思考，以及你对我建议的问题
解决干预方法有什么看法。"

"我希望今天我们能讨论一下督导中的交流问题。我注意
到我们常常在很多的临床与操作问题上意见不一致。我觉得
我们应该设法做到更加合作，如果我们能达成共识的话，就
能更好地促进来访者的福祉和你的训练目标。"

"我希望你知道，在督导师的季度会议上，我们发现你的
任何一位督导师从未收到过你的任何一次会谈录音。这是训
练项目的强制要求，所以我们必须解决这个问题。你对这个
问题有什么想法？"

上面示例中的话语体现出一种适当的决断性——督导师毕竟
处于一个权威的位置，在必要的时候他们需要使用权威，与此同
时也要传递出对寻求积极解决方案的希望。督导师的首要任务是
向受督者指出，"我们现在需要共同努力来解决一个特殊问题。我
注意到这个问题是这样的，同时我也想听听你对这个问题的看法。
为了来访者的福祉，也为了你的目标，我们要一起协作、及时地
解决这个问题"。受督者对这一请求的反应具有重要意义。如果受
督者抓住机会愿意改进他们的临床工作并与督导师积极互动，那
就证明他们具备主动学习的意愿、良好的沟通能力与问题解决技
能，能够有效地处理冲突而不是让问题行为变得更糟。相反，如
果受督者的反应是不适当的、带有消极情绪的，那就可能表明他

们存在更加严重的问题，需要提交到机构层面去处理。因此，如果督导师能以冷静、深思熟虑、带有希望、建设性的方式来处理此类问题，那么受督者的反应就能提供有用的信息，这在很大程度上反映了受督者的态度与情感。

督导师对问题的"贡献"

有的时候，督导师自身的假设、态度和行为也会妨碍督导过程并增加受督者对督导的焦虑、防御或阻抗。举个例子，如果督导师总是盯着受督者需要改进的方面却始终没有肯定受督者的优势和成功之处，那么受督者就会感觉自己一无是处。同样，督导师如果认为自己是绝对的专家，受督者在督导中的话语无足轻重，那么他或她就会发现督导过程变成了一场独角戏，只有督导师在对越来越沮丧的受督者发表长篇大论。督导师如果能发现、肯定和吸收受督者所表现出来的独特能力，其中有一些可能与督导师存在差异，那么受督者就更愿意接受和学习督导师的思维方式与专业技能。当 CBT 督导师面对曾系统接受过其他模型与理论取向训练而对 CBT 比较陌生的受督者时，尤其需要注意这个问题。督导师如果不能识别和肯定受督者已经具备的技能，就会失去与受督者进行建设性的、互相协作的思想交流的机会，也阻碍了督导师自身的学习成长。

由于督导师自身的行为会影响受督者对督导的开放性或阻抗，

因此督导中的反馈应该是双向的。受督者愈能畅所欲言地与督导师分享督导中哪些有帮助、哪些没有帮助，督导关系就愈有成效。鉴于督导关系固有的权力不平衡特性，督导师应该积极主动地向受督者寻求反馈，这样做有助于营造一种接纳和非防御的氛围以鼓励受督者的观察与改变的愿望。元督导——我们将在第 5 章详细讨论这个过程——可以有效地帮助督导师来审查自己在督导关系中的促进或阻碍作用。

对督导师来说极为重要的一点是，要表现出高水平的动机、以积极的方式去解决他们与受督者工作关系中发生的任何紧张冲突。同样，治疗师若能成功解决与来访者之间关系紧张的问题，也会带来明显的治疗成果（Strauss et al., 2006）。督导师正确处理与受督者之间的关系紧张为后者提供了学习解决冲突的榜样示范（Safran & Muran, 2001）。受督者可以将同样的技能与态度运用在他们与来访者的工作中。在冲突发生后，督导师若想与受督者达成积极一致的目标，就必须对大局（帮助来访者及临床受训者）保持自我觉察、共情和细致考虑，而不是关注能否在争论中获胜或展示自己的权威。

自我觉察的一个部分就是愿意对自己的思维保持一种健康的怀疑，对自己的情绪进行反思而不是简单地依照情绪行事。在督导中，这意味着督导师愿意重新评估自己的想法，思考如何恰当地处理有关受督者训练与来访者照顾的问题。举个例子，很多年前，作者之一（科里·纽曼）曾督导过一位利用学术休假前来进行 CBT 临床进修的访问教授。由于她的心理学从业执照是在其他州取得的，因此她要求接受一位在宾夕法尼亚州（认知治疗中心所在州）获得从业执照的治疗师的正式督导（而不仅仅是顾问咨询）。我们的工作关系一直进行得很平稳，直到我们在对待一名男性来访者的治疗问题上产生了分歧，该来访者有焦虑障碍，在临床上表现出明显的回避倾向。我在观看受督者与来访者治疗会谈的一个录像时注意到，尽管她对来访者表达了充分的共情（而且看得出来，治疗关系是非常牢固的），但来访者总是想方设法地回避讨论有关暴露练习和行为实验的内容。在督导会谈中，我表达了我的想法，指出受督者应该提高治疗中的指导性，否则来访者就只能从治疗中获得情感支持而不会有更多收获。我建议她应该针对来访者的回避行为提出明确的反馈。受督者对此的回应是，她让我关注一下来访者的个案概念化，强调在来访者的成长经历中，他的父亲常常会嘲笑他的失败、强行要求他做出改变，这种行为严重破坏了他们之间的关系、损害了来访者的自信。她说，她不希望冒险去重复这种关系模式，如果她在治疗会谈中降低了无条件接纳的程度、提高面质水平，恐怕就会出现这种结果。她还补充说，她不希望因为指出来访者未能积极参与暴露练习和行为实验，从而强化了来访者的"不胜任"图式及其他相关图式。

一开始，受督者和我都一直在强调自己的观点而听不进去对方的话，我们变得越来越受挫。最终，我对我们之间的意见分歧做了一个过程评价，我说出自己的疑惑，我不知道我们能不能找到一个双方都能接受的中间地带，以此为基础继续讨论来访者的后续治疗方案。我先开个头，我说，我要审视一下我对"矫正回避"的坚定立场并尝试做出调整，同时我也邀请受督者审视一下她自己的"无条件接纳"模式。我承认我在观看治疗录像时感到有点受挫，我认为来访者在治疗中"选择了一条阻力最小的路"，而受督者正强化了这一行为，结果就是来访者没有接受足够"剂量"的 CBT 治疗。

不过我也承认，有时我对某些有回避倾向的来访者不能做到很好的共情，我想起几年前我自己的 CBT 督导师观察到，我的男性焦虑障碍来访者会倾向于提前离开治疗，而我的女性焦虑障碍来访者则会留下来并取得好的治疗效果。通过进一步的反思，我得承认我对男性来访者比对女性来访者显得更加"严厉"，似乎有一点潜在的性别歧视，尽管我表面上不承认。我的督导师假设，我对女性来访者的压力感受表现出更多的温和与理解，而对男性来访者则容易变成"强硬的运动教练"（就像是说"回到球场上去，展示你的实力！"）。我花了几年时间处理自己的这个问题，包括审查我个人在成长经历中对自己的焦虑感受的不接纳和不容忍，但也许我这个问题还需要继续改进！

回到当前的督导会谈中，我声明，反思过往的临床工作经验让我发现，我应该对焦虑的男性来访者多一些理解（以及少一些要求）。在我的带动下，受督者也告诉我，她自己在生活中倾向于做弱势人群的全力"照料者"，也许她应该扩展更多不同的能力，学会对他人提要求，包括来访者以及她自己生活中的某些人。

　　表面上看来，上述对话片段似乎将督导转变成了治疗，但事实上这是一个分享的过程，督导师与受督者都共同参与了针对帮助来访者的自我评价过程，意味着双方并未跨越治疗的边界。这个过程可以被更好地理解为是 CBT 督导中的人际过程（Safran & Muran, 2001）的一个例子，我需要在看到（并承认）受督者行为中的优点与果断直接对她提出要求之间保持一种平衡。正如米尔恩和莱瑟（Milne & Reiser, 2014）指出的，"有效督导的核心是处理好支持与挑战之间的矛盾"（p. 412）。通过这种自我反思的互动练习，我与受督者都感到更加轻松、更容易相互理解，最终我们达成了革命性的结论，我们既可以对来访者保持共情，也可以更加坚定地推动虽然困难但有效的循证治疗方法！在 CBT 治疗中，共情与指导并不是相互排斥的治疗活动！谁知道呢？

受训者的功能缺损 / 技能缺陷
（补救计划与守门人功能）

　　督导师与受训者之间的密切工作关系可能会使受训者不经意中暴露了自己生活中遇到的挑战。例如，督导师可能会发现受训者不太适应某个训练机构或某个城市，受训者自己或家人生病，关系破裂，受训者自身受到焦虑抑郁的困扰或因治疗某些来访者而引起的问题。在这种情况下，督导师为了保护受训者的个人健康，一定要评估上述困扰是否已经影响到受训者维持所期待的工作表现。如果受训者所遇到的困难已经明显影响到他或她能够安全地、符合伦理地、保持一定技能水平地开展治疗工作，那么就可以认定受训者发生了功能缺损。"功能缺损"的正式定义为，"因某种因素导致的专业功能受到干扰，以至于对来访者 / 病人产生了消极影响或妨碍了治疗工作的有效进行"（Kaslow et al., 2007, p. 481）。应该注意的是，此处所说的影响正常治疗开展的功能缺损概念不是指由于生理或心理残疾而导致的非必要工作功能的缺陷，根据美国残疾人法案的要求，工作机构有义务为残疾人员工提供非必要工作功能方面的调整（DeLeire, 2000）。此处功能缺损的概念也不包括对治疗师工作造成影响的暂时性、环境性因素，比如受督者因正在经历失去亲人的哀伤过程而暂时影响到工作状态。

当遇到受督者功能缺损的情况时，督导师一人分饰三角，即监管来访者的安全、促进受督者的专业发展以及作为专业守门人，这时三重角色的重要性就更加突显出来了。督导师在与表现出功能缺损的受督者进行工作时，必须同时关注上述三个方面的功能并分别予以妥善处理。

来访者的安全

当督导师发现受训者表现出某种功能缺损时，需要特别关注受训者所治疗的来访者的福祉并保障其安全。一开始的时候，督导师可以通过增加督导频次以及对受督者工作更直接的观察（比如会谈录像）来判断，受督者所遇到的困难是否已经达到功能缺损的程度——或者相反，可以通过额外的帮助而得到改进。督导师可能还需要与受督者坐在一起对来访者进行治疗会谈或者单独对来访者进行一次安全性评估。如果督导师判断，受督者确实不能继续对某位来访者进行治疗了，就需要以尽可能平稳和顺畅的方式安排好来访者的转介过程。督导师有可能会直接接管对来访者的治疗直至受督者恢复正常工作功能，或由另一名受督者来接替对来访者的治疗工作。

受督者的专业发展

一般来说，我们认为受督者的功能缺损与受督者的技能缺陷这两种情况是存在显著差异的，但有的时候这两个因素也存在相互影响。例如，如果受督者本人受困于惊恐障碍的症状，那么他或她可能不愿意或没有能力对具有相似问题的来访者进行内感性暴露治疗。尽管 CBT 督导师不是受督者的治疗师（也不具备此功能），但某些情况下，临床督导可以帮助受督者处理影响其专业功能的个人问题。请见下面的示例。

督导师：我注意到尽管我们已经讨论过要对 X 女士采用

过度呼吸的练习来应对她的惊恐症状，但你似乎对在治疗中应用这个方法感到担忧。你能不能告诉我，假如你去尝试这个方法你觉得可能会发生什么情况？

受训者：嗯，我知道那种感觉，当心脏开始剧烈跳动、你感到自己喘不过气来的时候，真是太可怕了。我只是不想让任何人体验这种感觉，没有什么理由。

督导师：没错，你所描绘的这种感觉在开始的时候确实显得很可怕。如果我没听错的话，听上去你是认为假如你对 X 女士采用了这些策略，除了让她感觉到很可怕之外，一点好处也没有。我说得对吗？

受训者：你这么说的话，好像听起来有点极端。我知道内感性暴露从长远来说是非常有帮助的。但是在当下，对来访者而言是非常困难的，而且治疗师必须要超级自信才能搞定这件事，坦率地说我不确定自己是否有足够的自信。所以我想，我是否可以找到其他的方法来帮助来访者，可能的话就不需要进行暴露治疗了。

督导师：我很感谢你能坦率地告诉我你的感受。我也很高兴，你能在一定程度上客观评价暴露治疗的效果，所以你不认为这种方法是没用的。虽然你现在还没有那么自信，但你可否考虑一下，通过对你自己进行任务分级练习——我们可以在督导中进行角色扮演——你就能够逐步提高你的自信，然后你就可以对这名惊恐障碍的来访者实施内感性暴露练习了？

受训者：（有点犹豫）我想也许可以。那这个任务分级练习是怎么做的呢？

接下来，督导师可以利用督导时间来讲解内感性暴露的原理及预期效果。然后在角色扮演练习中，督导师扮演来访者，让受督者练习某种干预方法比如过度呼吸，而不必担心真的会让来访者"感觉更糟"。这种角色扮演过程可以重复多次，督导师在扮演来访者时可以呈现不同难度的挑战性，比如来访者不愿继续练习了或表现出痛苦反应。此时受督者就有机会在安全的环境中练习修复性干预，并发现，即使干预的结果不是那么理想，如果治疗师能以适当的、共情的方式来进行干预，还是能对来访者产生一定的心理教育和治疗性效果的。如果受督者感觉上述角色扮演练习对自己有帮助，那么督导师就可以提高难度，询问受督者是否愿意来扮演来访者、尝试进行内感性暴露的练习。征得受督者同意后，督导师就可以向他或她示范如何有效而敏感地处理来访者对暴露练习过程的疑虑。如果受督者不愿意在练习中扮演来访者角色，督导师也不能强制要求受督者服从或将这种督导互动过程转变为类似于对受督者的治疗过程。正确的处理方式是，督导师可以建议受督者继续在练习中扮演治疗师，但是需要考虑在督导外寻求治疗性帮助以学习对焦虑和惊恐的躯体感受进行去灾难化。下面这段节选是一位督导师在面对类似情境时所说的话。请注意督导师采用了带有希望的、愿意帮助的语气来鼓励（而不是冒险去羞辱）受督者。

> **督导师**：我觉得你可以继续进行内感性暴露的练习，直至可以对真正的来访者应用这一治疗方法。不过我可以保证，如果你能在自己身上练习这个方法——也就是说，你自己进行过度呼吸练习，也许在你自己的 CBT 治疗师面前——你将会得到加倍的获益。你会发现，你可以更好地应对你自身的战斗 – 逃跑症状，这对于提升你个人的生活质量是非常重要的。除此以外，你还可以获得你之前不曾拥有的"超级自信"的感觉。我可以告诉你我自己作为一名治疗师的亲身体验，当你能够克服自己的最大挑战时，你就更加容易去鼓励来访者面对他们的最大挑战。你会发现，你自己在治疗中获得的体验与来访者的所需是完全一致的，因此是很有价值的。你觉得怎么样？

守门人功能

某些情况下，当督导师对受督者的功能缺损水平进行评估后，可能会考虑是否要建议受督者停止训练。如果临床督导的设置是督导师与受督者之间的一对一关系，那么在督导开始阶段签订督导协议时，最好就应该明确规定好结束督导的特定条件。督导师也可以向本地区或全国的伦理委员会及资格认证机构寻求咨询和建议，从而制订适当的执行方案（Kaslow et al., 2007）。

　　如果督导设置是在某一机构内提供督导，那么在处理受训者功能缺损的问题时会涉及更加复杂的伦理和法律议题。在这种情况下，临床督导师就应该向本机构内自己的上级督导师汇报，讨论在涉及督导关系的调整或结束时需要参照哪些现行的规定或程序。有时候督导师还需要咨询本机构的人力资源或法务部门，尤其是涉及让受训者暂停训练、强制接受心理健康治疗或物质滥用治疗或者中止受训者在本项目的训练。如果受督者来自另一个训练机构或其他学科，那么督导师或者督导师所属训练机构的一位代表还应该与受督者的派出机构进行联系。

权力和评价

　　无论督导关系多么具有合作性，或者无论督导师多么重视采取一种相互平等的教学风格，督导关系本身就存在着督导师与受督者之间的权力不平衡（参见 Murphy & Wright, 2005; Patel, 2004）。大多数督导关系中，受督者通常是未取得执照的治疗师，而督导师则必须对受督者所治疗的来访者的福祉承担最终的法律及伦理责任（Campbell, 2005）。此外，临床督导师经常还负有对受督者进行正式评价的职责，因而会影响后者能否进入更高层次的训练，最终通过全部认证考核后取得从业资质。督导师向受督者授权的一种途径为，给受督者推荐一些资料帮助他们了解督导中的相关要求，以及如何更好地参与这一过程（如，Falender & Shafranske, 2012，待发表）。

前面提到过，熟练的督导师会在督导开始阶段就主动谈到有关评价的问题，指出评价性反馈是督导的必要组成部分。理想情况下，受督者最好能预先了解对他们进行评价的客观标准是什么样的，如果评价时要采用一个正式的表格的话，这个表格模板在督导开始时就应该提供给受督者。虽然训练机构可能会采用它自己的评价表格，如果受督者特别希望提高自己在 CBT 治疗方面的技能，督导师也可以选择采用 CBT 的专门评估工具，例如 CTRS（Young & Beck, 1980），对受督者的进步进行评估。在对受督者进行正式的书面评价时，督导师最好能与受督者面对面地沟通。在这个过程中，受督者可以将自己对个人进步的认知与督导师的评价结果进行比较并向督导师反馈，同样，督导师也可以解释自己做出该评价结果的原因。如果督导师能够胜任这一评价沟通过程，而且受督者也具有一定的接纳性，这个过程就会变成一个积极的学习体验，任何误解或沟通不畅都可以得到妥善处理，并能以双方满意的方式得到解决。

可以预料，受督者在某些方面具有优势，而在另一些方面则需要得到成长和发展，其中大部分问题可通过常规督导会谈得到解决。然而，当受督者的技能缺陷严重到一定程度时，就需要对此制订一个更加正式、具体的补救计划。当遇到这种情况时，督导师必须要严格遵循督导工作监管机构制定的一切政策及程序。因此，督导师在准备实施针对某个受督者的正式补救计划前，应该征求受督者的其他临时督导师、受督者派遣方负责人以及受督者实习训练机构的训练主管等各方面的意见。

与补救计划有关的所有正式反馈必须以书面形式呈现，并说明可量化评估、可操作化的目标或结果（比如，"受督者必须在与来访者会谈结束后 48 小时内完成治疗记录"）。为了使反馈起到教育而非惩罚的作用，反馈内容中应当包含对受督者不足方面的帮助计划。这个帮助计划可能包括额外增加督导次数、向受督者提供合适的指导性阅读材料，以及帮助受督者制订计划来改进时间管理技能。最后，补救计划还应当指定某个时间点，到时需要对受督者是否达到预计目标进行再次评估，并据此提出下一步工作意见——其中包括，在受督者的技能缺陷未能得到补救时，如果有必要，受督者要结束在实习机构的训练或退出训练项目。

对多元文化／多样性议题的觉察和敏感性

在帮助受督者认识到针对不同人群应用 CBT 时的文化相关议题方面，督导师起到重要的作用。卡斯特罗等人（Castro, Barrera & Steiker, 2010）提出，"文化包含了某一个群体的世界观与生活方式……由长辈传递给儿童及相关成员……从而形成一种民族感、团结感与归属感……"（p. 216）。文化与诸如语言、食物、社会结构和习俗、象征和仪式、信仰、为生存与延续而奋斗等因素都有着各种联系。当临床治疗师面对一个有着强烈文化认同感的来访者时，如果能尊重来访者并对治疗进行调整从而让来访者更容易理解，就能提高来访者对治疗过程的参与度。

如果来访者属于某个非主流文化群体（如，不属于特定社会环境中的多数人群体），督导师就要特别注意提醒受督者关注多元文化议题的重要性。同样，如果受督者自身属于非主流文化群体中的一员，那么督导师就需要对此保持敏感性，并主动与受督者讨论他或她的自我文化认同是如何影响到其与来访者的临床工作感受的（参见 Iwamasa, Pai, & Sorocco, 2006）。自我认知是文化胜任力的一个重要部分。作为一项练习，督导师与受督者都可以问自己这个问题，"我认同哪一类文化群体？"（Falender & Shafranske, 2012），思考他们的自我认知与他们对临床工作对象之文化特征的认知之间是如何相互影响的。无论督导师、受督者或来访者当中的任何一方或几方代表了社会中的某个少数群体，督导师都应义不容辞地主动创造一个积极的气氛来讨论文化在治疗和督导中的影响作用。在文化相关议题以及它对治疗和督导的影响方面，督导师与受督者都可以互相学习很多东西，这种沟通讨论不仅有利于对来访者的工作，也能帮助督导师成长，并提高受督者对督导的积极感受（Ancis & Ladany, 2010; Inman, 2006）。

某些来自少数文化群体的来访者，他们的生活经验与治疗师或督导师的个人生活经验存在着巨大的差异，甚至可以说是无法被理解的（例如第 3 章中，安德鲁与督导师试图去理解那位非裔美国籍来访者所遭受的种族歧视），对这样的来访者进行共情是保持文化敏感性的挑战之一。为了避免落入"全或无"思维的陷阱，即一个极端是感到完全无法理解来访者，另一个极端是坚持认为"我完全懂得来访者的感受"，正确的方法是采取中间路线。这一方法就是要主动去想象"来访者过去肯定经历了什么才会变成现在的样子"（这种做法类似于演技派演员研究剧中人物的角色特征），同时要意识到这种方法也无法完全复制来访者的真实体验。督导师可以采用假设提问来帮助受训者练习这一技术，这一方法是与 CBT 治疗会谈的核心特征之一——"引导式发现"相一致的。例如，督导师可以向受督者提问，"你感觉如何，如果你……

- 是一名性少数者，你从未向家庭表明，而你感到孤独？
- 正在努力学习英语这门外语而且常常要忍受母语为英语的群体对你的嘲笑？
- 刚刚移民来到这个国家，但是你的亲人却滞留在别国？
- 是一名已经适应本地文化的年轻人，却与固守家乡生活方式与态度的父母一起生活，所以你在两个世界之间感到撕扯？
- 在生活中总是第一眼就被别人评判（例如，你有不同的肤色，或者你需要永久坐轮椅）？"

在督导中运用上述的假设提问常常能激发有意义的对话，帮助受训者提升与文化相关的共情能力。这也是培育"文化谦逊"（Falender & Shafranske, 2012）的一个良好开端。另一个重要步骤是在对来访者的行为进行概念化时考虑到他们的文化背景，并对临床反应进行相应的调整以适应来访者的文化背景。例如在下面的对话中，督导师与受督者在讨论，来访者反复、有意地忽略自评量表中某个条目是否有什么潜在的重要意义。来访者为一名在非洲出生和长大的有色人种女性，未婚，是一名虔诚的教徒。

受训者：我一直在跟踪来访者的《贝克抑郁量表》（Beck Depression Inventory-II，BDI-II）结果，她在每次治疗会谈前都会自觉填写量表。但是我应该告诉你，她每次总是会跳过一个条目，就是询问是否存在性兴趣减少的那个条目。我应该要求她必须填写这个条目吗？还是不去管她？

督导师：问得好。通常情况下，我会建议你以一种敏感的方式询问她跳过这个条目的原因是什么。一个比较普遍的现象是，来访者在回答有关性方面的问题时会感到尴尬。

受训者：我想，也许来访者存在既往的性创伤经历，因而选择了回避任何能让她联想到性方面的事情。你知道，首次会谈中，当问到有关创伤后应激症状时，她的回答也是躲躲闪闪的。

　　督导师：所以，我们不应该忽略她在与性相关的条目上的回避行为，这可能反映出一个有着重要临床意义的主题，如果我们被动地任由来访者回避这个问题，可能就始终没有机会去处理它。另一方面，我们也需要尊重来访者的边界，这也许就是她设置边界的一种方式——跳过这个问题。所以我们需要考虑一下她的文化背景。

　　受训者：我考虑过这个问题。也许作为一个对自己的民族文化有着强烈认同的单身女性来说，她觉得自己的生活应该与性无关，所以假如我让她考虑有关性欲的问题或许会显得有些冒犯，尽管性欲方面的问题确实与像她这样的抑郁来访者有关，也与我的大多数来访者有关。

　　督导师：让我想想，关于这个问题我们可以向谁咨询一下。也许我们可以往行为与认知治疗协会的邮箱发一封邮件，申请能否给我们推荐一位具有与相同文化背景来访者直接工作经验的临床治疗师，我们可以私底下向专家咨询一下。

　　受训者：如果可以这样的话我就会感到比较轻松了。我想，我没有能够完整地收集 BDI-II 的评估结果是不对的，但是考虑到她的文化背景和宗教信仰，我很犹豫要不要跟这位来访者讨论这个问题。

　　督导师：不要太担心。你做得很好。我们应该始终将来访者的福祉放在首位。数据收集虽然很重要，但是它没有尊重来访者的边界来得重要，这种情形的来访者可能比其他人有着更严格的边界。不过，她可能存在性创伤的经历，所以我们也不能完全放弃在这个主题上的探索，我们可以做一些初步的试探，或者考虑是否有其他途径去了解一下她的过去创伤。目前，在我们得到更多信息之前，暂且让她继续跳过BDI-II 的最后一个问题。但是你要密切关注来访者的言谈举止中是否有暗示她想说点什么有关性方面或创伤经历的事情。如果有的话，你要保持安静，让她自由地说，你只要认真倾听或仅提供轻微的引导就可以了。

正如卡斯特罗等人（Castro et al., 2010）所指出的，将多元文化观点与循证治疗进行整合的努力，代表了以下两者之间的一种平衡，一种是依照治疗规范对症状进行诊断解释，另一种是运用个性化和灵活性去理解来访者的痛苦。针对少数族裔来访者的文化适应是否带来了更好的治疗效果，有关这个领域的研究证据是不一致的（如，Griner & Smith, 2006; Huey & Polo, 2008），这可能部分是由于干预方法所针对的特定人群是不同的，而且在治疗方法的调整中原有循证治疗方法的核心成分保留到什么程度也并不一致，以及调整后的治疗方法对来访者群体的文化适应程度也不同。

督导师可以利用很多非 CBT 特定领域的专业资源来帮助自己更好地实现文化适应。例如，美国心理学会与认证委员会

（2009）与美国心理学会促进少数族裔利益理事会（2009），共同制订了一系列关于特定文化的心理教育和训练指南。除此之外，在心理健康服务领域以外，也有大量的阅读资料可以提供非常清晰的指导，以帮助专业人员在遵循治疗方案与尊重文化习俗方面保持艰难的平衡。纪实小说《圣灵抓住你，你就倒下了》（*The Spirit Catches You and You Fall Down*，Fadiman，1997）就是一个极好的例子。这本书描述了一名年轻的难民女孩在美国医疗机构中所经历的痛苦而最终以悲剧结束的故事，医疗人员努力用自己的思维模式去理解女孩的严重神经系统症状，而不是通过民族文化的角度去理解她。本书并没有试图对这个复杂的事件过程提供一个简单的答案，它无意于指责医疗人员或女孩的家庭成员，而是为了警醒读者去关注，医疗人员与来访者或病人（及其家庭）之间的重要沟通与互相理解常常由于文化差异而导致失败。CBT 督导师阅读此书将会获益良多，如果他们推荐受督者（或督导课程上的学生）阅读此书，则可以进行有意义的讨论以提高受督者的文化胜任力。

对法律／伦理议题的觉察与反应能力

有关临床工作和督导过程中可能出现的伦理与法律相关议题的全面详细讨论超出了本书的范围（对相关问题的全面总结请参

见 Koocher, Shafranske, & Falender, 2008）。不过，此处有必要介绍督导伦理的几个核心特征。督导关系本身也为督导师提供了一个很好的机会来示范作为专业核心的伦理原则。通过每周一次与受督者的互动交流，督导师将展示如何遵守伦理核心原则，如善行、诚信、公正、尊重每一个人（American Psychological Association, 2002, 2010）。恪守伦理的临床督导师也会在督导关系中避免发生违反伦理的行为，如剥削性的双重关系。

恪守伦理的督导师还会注意督导中可能产生伦理议题的更为细微的情形。例如，督导师能识别受督者呈现的某些临床材料超出了自己的胜任力范围，并示范符合伦理的行为，向同行请教或参考其他专业资料。更广泛的情况还有，当督导师自身遭遇生活危机或其他严重问题时，他们会明智地进行自我监控（或寻求朋辈咨询），以确保其个人问题不会干扰到提供适当、公正、有效督导的能力。为此，督导师需要做好相应的安排，既要保证适当的自我照顾，也要做好对受训者的督导安排，以保证受督者的训练质量以及对受督者负责的来访者的监控。

临床督导师也应该密切关注督导责任范围内涉及的来访者的法律相关问题，并且要让受督者关注到这方面的问题。例如，在美国，督导师应特别注意了解本州有关报告儿童或老年人虐待或忽视的相关法律规定，并在督导开始阶段就与受督者详细讨论相关问题，当临床上发现相关情况时要再次进行讨论。

与临床督导相关的最大的法律规范或许当属"上级应答"——

按照字面意思，就是"让上级回答"。这个概念是指，雇主——在督导关系中，指临床督导师——应该为所监管的雇员行为承担相应法律责任。鉴于来访者可能会做出伤害自己或他人的行为，督导师必须要注意自己在这种情况下所负有的法律责任。在最基本的管理程序上，督导师要保证在共同签名的受督者临床记录中详细记录相关的治疗内容。在临床上，这意味着督导师见证，在督导监管下开展的治疗是符合专业规范的并是保障来访者最大利益的。

有些法律和伦理议题可能是比较清晰明确的（例如，出于教学训练目的要采用录像，在录像之前获得来访者的书面知情同意），但有时候受督者也免不了会带来处于灰色地带的问题（比如第 3 章中的例子）。处理这类问题最理想的督导氛围是在督导中随时随地对伦理及法律问题进行积极主动的讨论。当遇到伦理灰色地带时，督导师应该积极主动地强调这类问题的重要性，并留出空间鼓励受督者反思，如何才能最好地处理这样的问题。这个过程需要区分哪些是模棱两可的区域，哪些是法律伦理有明确规定（不可商议）的区域。

下面这个伦理困境是来自于受督者在与来访者工作过程中，他发现来访者对于是否继续治疗感到犹豫不决，来访者的核心图式是"不信任"，尤其是对权威人物。请注意，督导师是如何引导对相关伦理思考的讨论的。

受训者：本周在与一名来访者会谈中发生的事情让我感到十分困扰。X女士让我为她写一封证明信，证明她的狗是她用来作为情绪支持的动物，所以她去探望母亲时应当被允许随身携带她的狗上飞机。我知道她爱这只狗，因为她与母亲之间的复杂关系，这趟旅程对她而言确实很有压力。但是她要求我写信证明这只狗具有正式治疗的作用，我认为这是夸大事实。而在另一方面，我们花了许多时间来讨论她是否可以信任我。我担心，如果我直截了当地对她说"不"，会破坏我们之间的治疗关系。我实在不知道怎么说，最后我只好跟她说，这件事我需要去跟我的督导师讨论。

督导师：我理解为什么这个事情让你有些惊慌不安。当你左右为难的时候确实不知该如何回应这样的请求，尤其是面对一个有着信任困难的来访者。我很高兴你能够告诉来访者，你暂时无法给她一个明确的回答，你需要在督导中思考并讨论这个问题。在可以寻求顾问建议之前先延迟回答常常是一个正确的策略。

受训者：关于这类情况有没有什么硬性规定或政策？

督导师：我觉得在伦理守则中应该没有这么具体的关于为来访者写证明信的条款，但是我们可以寻找某些一般性的伦理守则作为指导。这里存在着几个关键问题，我们来仔细分析一下，看事情是否能变得更清晰一点。

受训者：我特别希望她能把我看作一个值得信任的人和

真正从心里关心她的人。同时，我也希望她不要以为她有权得到她想要的一切并且我会无条件地支持她。我也需要对她有一些温和的限制。

督导师：从图式的概念上来思考，你不希望因为说"不"而强化了她的"不信任"图式，但你也不希望因为说"好的，不管你要什么都行"而强化了她的"权利"图式。让我们看看可以从伦理守则里推导出什么来。（停下来思考）看来我们必须要考虑善行与不伤害、诚信与责任以及真诚的伦理守则。也就是说，你希望在合理的限制范围内帮助你的来访者，取得她的信任，又不会对她造成伤害。另一方面，你也希望做一个诚实的人——在这个事件中，意味着你不想写一封你觉得歪曲事实的信，尤其这可能会对其他人或社会带来不好的结果。你对此是怎么想的？

受训者：嗯，来访者把她的狗带上飞机并不会伤害其他人，起码我不这么认为。我知道也有人这么做，而且航空公司对此应该也有他们的规定和安保措施。我只是不希望传递一个错误的信息，就是无论来访者要什么我都自然会答应她，即使我的观点与她不一致。

督导师：OK。那有没有什么办法可以做到既支持她又保持诚实，避免让她以为自己有这样的权利？

受训者：我想我可以为她写一封信，但是在措辞上要特别注意实事求是。我可以诚实地说明她正在接受治疗，她被诊断患有重度抑郁和惊恐障碍，这趟旅程对她来说压力很大，她一个人独自生活，只有她的狗与她为伴，如果有宠物陪伴可能对她有帮助。但是我不会说她必须带上她的狗，否则就不能坐飞机。

督导师：听上去很有道理。这样你就不会违反我们前面提到的伦理守则了。你对她提供了支持，也保持了诚实，并且没有对她或社会造成伤害。

受训者：但是，也许我这样做对她有潜在的伤害，因为我强化了她无法独自完成这趟旅程的想法，而且显示出我可以做她想要我做的任何事情，这样她就不必自己面对治疗中的困难了。

督导师：说得好。你怎么做才能把这种伤害的可能性降到最小呢？

受训者：嗯，我可以写这封信，但是我得说明我说的话是有一定局限范围的，我会向她指出我们需要做到准确和诚实。我会告诉她我很希望能帮助到她，但这也许意味着我认为她有能力承受比她自己认为的更高的功能水平，这也许会触发她的焦虑和不信任。

督导师：太棒了！还有呢？

受训者：我会告诉她也许有时候我们之间免不了会出现意见不一致，但这并不意味着我们就不能好好地共同工作了，也不意味着我们无法建设性地解决分歧。

督导师：说得对。你今天写一封实事求是的信并不意味着她有权期待你做她希望的任何事情，今天不能，将来也不能！通过这个事件，你们之间可以公开讨论她对其他人的信任或不信任，她如何看待她的自我效能水平，以及一个人如何能做到成熟地与其他人保持意见不一致但不会受到伤害。

受训者：言之有理。这个事件总的来说既是一个伦理议题也是一个治疗性议题，并且通过一些问题解决，我们可以找到一种方法在这两个领域内都能采取建设性的行动。

在这个例子中，督导师在提出解决方案前，留出了空间让受督者确认自己对这一事件的反应以及感到不舒服的地方，并利用受督者自己的思维过程作为一个框架以强调相关的伦理和治疗性议题。类似这样的讨论是一个非常有价值的方法，可以促进受督者对伦理议题的熟悉程度，增强他们在权衡伦理议题中的自信。督导师需要有能力识别出受督者工作中出现的伦理议题，并以一种深思熟虑的、知识渊博的、不带偏见的方式说出自己的观察，在需要的时候进行适当的问题解决，并教受督者如何预防伦理问题出现或恶化。在督导中创设一种接纳的氛围以公开讨论伦理议题、风险以及错误是极为重要的。理想情况下，受训治疗师应随时可以提出以下这些问题：

"我的来访者邀请我参加她的婚礼。我不希望因为我不去而让她感到失望，但是我不确定这样做是否合适？我应该怎么做？"

"我的来访者送给我一个很漂亮的礼物。我试图拒绝，但是他坚持要送给我。现在我在想我应该退还给他，但是我又担心这样会让他感到被拒绝，这正是他的一个脆弱点。我接受他的礼物是不是犯错了？我应该退还给他吗？"

"我的来访者希望我为他写一封信，解释他由于'严重抑郁'而错过某些期中考试，并且他想要申请得到特殊照顾以安排缓考。我并不愿意这么做，因为他直到今天才跟我说考试的事，坦率地说我怀疑来访者说的话并不合理。我拿不定主意，因为我觉得我不应该写一封与我的临床判断相左的信，但另一方面如果我拒绝的话，来访者就要承受某些严重的学业后果。我应该怎么解决这个问题？"

"我的来访者今天随口说到，她14岁的女儿半夜才回家，她非常生气，于是她'掐了女儿的脖子'。我当时没有问她这句话是什么意思，但是现在我觉得我应该问的。这属于虐待儿童吗？我应该报告此事吗？"

"我觉得我犯了一个大错误，我真的很担心。我的来访者对我说了很多她过去住院时遭遇的恐怖经历，然后她让我保证不会让她再去住院。我尝试对她表达共情，没有直接回答她，但是我可能让她误以为我给了她一个暗示，就是我不会让她再去住院。我怎么才能消除这个暗示但又不会彻底失去她的信任？我是否遵守这个承诺——我觉得我已经做出了，或者在发生紧急情况时这样的暗示会妨碍更好的临床治疗吗？我是不是应该随它去，如果以后她真的需要住院，那么到时再采取措施，哪怕她会感觉我背叛了她？我很困惑。我真的很抱歉。我知道我本应该做得更好的。"

以上这些只是督导中可能遇到的一小部分类型的伦理问题。我们此处的意图并不是提供对这些问题的明确答案，如果缺乏相关的背景信息，这通常是不可能的。我们的看法是，有胜任力的督导师应该毫不迟疑且谦逊地接受自己作为督导师应该表现出来的责任感，他们需要帮助受督者具体描述类似的问题、权衡利弊、对每一种情境思考其个案概念化与治疗计划，有时可能还需要请求其他外部资源（如，值得信任的同事，机构管理负责人，本州或本省心理健康服务领域的相关专业委员会成员，责任保险公司的律师等）的帮助。督导师应积极强化受督者将类似伦理议题带到督导中来讨论的良好从业行为，督导师会鼓励受督者去面对和处理这些伦理困境，而不是忽视、低估、回避或者（在最坏的情况下）完全漠视这些问题。当受督者遭遇伦理困境时，可以提供给他们一个非常有用的信息，他们通常不必当场就立即解决问题。受督者在不确定的情况下可以延迟回答，然后去寻求相关的专业指导，最后再确定可以采取的具体行动。这种做法可以减少冲动性或误导性的错误。此外，有的时候督导师也需要向外部资源寻求帮助。

直接对来访者进行干预

督导的重要任务是帮助受督者学会独立处理各种不同的临床情境，但在某些时候，督导师也可以、甚至有必要直接对受督者的来访者进行干预（Newman, 2013）。由于督导师对来访者的福祉负有最终的临床与法律责任，而某些来访者表现出的风险或挑战可能超出了受督者的经验或胜任力范围，因此在必要的时候督导师必须介入临床治疗过程，直接处理困难的临床情境（Hipple & Beamish, 2007; Ladany, Friedlander, & Nelson, 2005）。这么做有许多益处。处于危险中的来访者可以得到额外的临床照顾，感到孤单又力不从心的受督者能从可信任的和经验丰富的督导师那里得到支持，而督导师则借此机会示范重要的治疗及专业胜任力。下面将描述作者曾面临的几个由督导师进行直接干预的临床情境，其中有一些是与受督者协商之后预先计划好的干预行动，有些则是在紧急危机状况下临时决定的。在所有案例的直接干预过程中，我们都会与受督者沟通事情的发展过程，一方面确保受督者对来访者的后续跟进工作，另一方面也是强调受督者需要在这个过程中进行学习。在下面的示例中，我们采用第一人称代表督导师而没有区分具体是我俩当中的哪一位，并对来访者的隐私信息进行了保密处理。

情境 1

一名女性实习治疗师到我的办公室告诉我说，她的一名男性来访者非要治疗师给他一个拥抱，否则他就不离开咨询室（他当时还在咨询室里）。从前面的督导中我们已经知道，这名来访者喜欢上了实习治疗师，并且他过去在很多生活情境中都发生过越界行为，所以他现在想要一个拥抱并不仅仅是在困难处境下希望得到支持的无辜请求。实习治疗师还告诉我说，她的另一个来访者正在等候咨询，她不知道怎么办，因为现在那个请求拥抱的来访者还待在咨询室里不肯离开。我跟她说，她可以用我的办公室来给下一个来访者做咨询，我会去她的咨询室与那个请求拥抱的来访者谈话，对他提出严格限制，并重申如果他还想继续来咨询的话，就必须遵守临床机构的基本规则。之后，我对这名实习治疗师进行了心理减压会谈，我询问她是否还愿意继续与这名来访者进行工作，她说她愿意继续，她对自己设定限制的能力有信心。我对她进行了积极的反馈，肯定她对此事件的准确概念化理解、没有强化来访者的不当行为、及时向我报告，而且有勇气继续与来访者进行工作。

情境 2

一名博士后受督者在下班后拨打了我的个人电话，她告诉我她的一名来访者（正在接受针对高危来访者的一项临床试验）刚留了一条语音信息，说她准备在今晚自杀。博士后治疗师首先立即拨打了来访者的电话，试图确认来访者是否已经采取了什么自我伤害行为，然后（在确认来访者并未采取自我伤害行为后）指导来访者前往附近一家医院的急诊部或告知她的位置，以便治疗师可以呼叫警察去寻找来访者并将她送往医院。来访者拒绝采纳这两种方案并且挂断了电话。博士后治疗师试图多次拨打来访者电话，但是对方拒接电话。得知上述情况后，我指示博士后治疗师到来访者的预约登记表中去寻找她之前填写的家庭地址和紧急联系电话，同时给紧急联系人和警察打电话，告诉他们发生了紧急情况，不确定来访者当前是否在家中；我还对治疗师说她要准备好作为临床联系人随时与警察保持沟通。与此同时，我直接给来访者打电话，希望她因为不认识我的电话号码、出于好奇心而能接听电话，她果然接了我的电话。我向来访者说明我是她的治疗师的督导师，我与她讨论她当时感觉如何、为什么想要去死，再次强调她的治疗师（受督者）非常关心她、希望尽一切可能帮助她和保护她的安全，并说我们很高兴她能让我们知道她的自杀意图而没有直接采取行动。我一直保持电话沟通直到她的好朋友（紧急联系人）以及稍后警察赶到现场。我把这个行动的责任都揽到自己身上，并向来访者道歉说是我决定不告诉她警察正在寻找她，还补充说一旦她能安全、合规地出院，她的治疗师将恢复对她的门诊治疗。在对博士后治疗师的心理减压会谈中，我们重新调整了关于来访者的后续治疗计划，并准备在她恢复门诊治疗后共同会见来访者（我只参加一次治疗会谈）。

情境 3

我的受督者告诉我说，她刚从推荐来访者来接受治疗（目前治疗仍在进行）的医学院管理人员那里得知，这名来访者过去曾有暴力行为。来访者经常在治疗会谈中表现出不当行为，指责第三方的"不公正"行为或对女性说轻蔑的话，包括对治疗师。他常常用愤怒的抱怨来控制治疗安排，现在他又要求治疗师为他写一封正式的信证明他已经恢复得足够好可以返回医学院了，这显然不符合事实。受督者担心如果她告诉他没办法写这封信，他可能会对她做出暴力行为。我同意与受督者一起去与来访者面谈，我提前给来访者打电话让他知道我（作为临床督导师）会参加这次会谈。我同时还通知了警察，向他们解释了具体情况（但没有透露来访者的姓名），请求派一名便衣警察在预定治疗时间待在等候室里以防万一。我与受督者制订了本次会谈的具体计划，我将对来访者说明我们的临床机构有责任帮助来访者处理他的心理问题，但是由于他没有告知我们他有暴力史，所以只有当这个问题在治疗中得到彻底处理之后我们才能给他提供相关证明。在准备这次会谈计划时，我对受督者说，如果到时我觉得与来访者的交谈情况可能会发生危险（比如，他听到我们所说的话之后变得很有敌意），我就会指示受督者离开房间、让我跟来访者"单独"谈谈，这句话就是暗示她立即去叫便衣警察来到咨询室。谢天谢地，情况并没有发生到如此危急的地步。虽然警察一直在等候室待命，但来访者仅仅是对进一步的治疗感到犹豫，声称他要去找"更加胜任"的治疗师。他离开后，再也没有消息了。我们给他打电话进行随访，给他留语音，希望他与我们确认他已经在其他人那里接受治疗了，但是他再也没有了回音。

情境 4

一名高年资精神科住院医生在进行 CBT 轮转时，在某次督导中说，他的一名女性来访者经常试图将治疗关系转变为一种"朋友关系"，所以他对于见来访者变得很犹豫。他解释说，来访者表现出"轻佻的威胁"，她说关于专业边界的原则是"愚蠢"的，如果治疗师不做她的朋友（例如，把她的预约咨询安排在下班后的时段），她就会告诉她的朋友和家人，她在治疗中被"抛弃"了。受督者对此感到不知所措，因为他觉得应该与来访者保持适当的边界，但又不希望自己的正确行为被指责为伤害了来访者。与此同时，他还注意到自己在接待来访者的时候感到越来越不舒服，但是他并不打算结束治疗，因为这样就会真的造成对来访者的一种抛弃，从而强化了她感到自己受威胁的抱怨。在回顾个案概念化的基础上，我们讨论了各种不同的选项，以决定如何反应最为恰当。最终我们选择了一个"双人治疗"模型，每次治疗会谈我都会与受督者一起坐在房间里。这么做的目的是为来访者提供她所需要的治疗（比如，不抛弃她），同时大大减少来访者与男性住院医生一对一会谈时试图营造的亲密感。此外，我向来访者解释说，改变治疗设置是我（作为督导师）的决定，我对她进行了详细的解释说明，自始至终都竭尽全力不去指责她或羞辱她。一开始，来访者对这种共同治疗的安排感到很不高兴，但后来她慢慢适应了，治疗顺利进行，直到该住院医生的轮转期结束。之后，我就将这名来访者转介给一位女性住院医生继续进行治疗。

　　上面描述的这个场景，对督导师来说是一个不那么明显的挑战，即如何对自己没有直接进行工作（或接触）的来访者表达共情，同时要设定限制，而且通常还存在着某些威胁。作为督导师，我们也许认为自己有足够的能力可以随时提供共情，但某些情况下可能需要我们加倍努力地全身心投入这样的情境中，运用我们全部的人际技能把事情处理好。在决定与受督者的来访者进行直接接触前，我们必须要对自己不得不采取适当的干预和反应时所产生的一些消极自动思维进行自我反思，并构建出合理的反应。下面是督导师的一些合理反应的例子：

　　　　"我的受督者非常努力地与来访者建立了良好的关系，我需要保护它。"

　　　　"这可能需要我做额外的工作，但这也是一个很好的机会向受督者示范如何在困难情境下采取专业行动。"

"在这种情况下受督者需要我的支持，我要帮助他挺过去。"

"我想要对受督者的来访者设定一些限制，但是首先我应该询问来访者他感觉怎么样，我很愿意倾听。"

督导师应该记住，受督者通常都会努力与他们的来访者建立并保持一种积极的治疗关系，所以督导师与来访者的直接接触必须要与支持受督者的专业热情这一目标保持一致。

读者从本章的篇幅和内容中就能很容易地发现，督导中的特殊议题是多种多样的，这充分说明督导绝不仅仅是 CBT 教学！一名胜任的 CBT 督导师所面临的工作是高挑战性的而且常常是复杂的，督导师需要在自己的职业生涯中持续不断地进行自我监控，并保持继续学习。

第 5 章

督导师的发展与自我照顾

督导师的训练和发展

在以往，督导师们都是上岗之后才开始学习临床督导的基本知识（参见 Newman, 2013），现在不同了，业界已普遍认可督导师需要接受系统训练，而且要在开始面向受督者的实际工作之前完成训练。理想条件下，这样的训练应该在研究生高年级阶段开始，也许在完成若干年作为受训 CBT 治疗师的实习工作之后。这个时候，这些学生对 CBT 的理论模型与技术方法已经比较熟悉了，知道该模型的胜任力都有哪些组成部分，也掌握了如何评估来访者的进步与总体治疗效果。与此同时，这些学生还不具备足够的专业资质向他人提供"真正"的督导（及承担相应的责任和医学与法律义务），因此，他们需要参与一些模拟的督导练习，例如角色扮演（也许作为有关督导的研究生研讨课的一部分内容），以及在团体督导中，团体带领者（例如，有执照的专业人员或督导团体的元督导师）会鼓励学生对其他人的案例工作进行互相反馈。

临床督导领域目前已经发展出了关于督导师训练的一些模型（参见 Milne, Sheikh, Pattison, & Wilkinson, 2011），对这些模型的全面回顾恐怕不是这本简明教材的任务。不过，我们可以简要地介绍一下其中两个模型。一个模型面向参加继续教育的已取得资质的专业人员，其组成部分包括互动性的工作坊（包含录像片段和角色扮演）、书面材料（如讲义、评分标准和治疗手册）以及连续的元督导（可能通过电话或网络），这些强有力的方法可以帮助专业人员练习并保持他们在督导实践领域获得的新胜任力（Beidas & Kendall, 2010）。单独的工作坊可以作为训练的良好开始，但是如果没有补充的学习材料、连续的导师指导以及有计划的自我反思（参见 Bennett-Levy & Padesky, 2014），参加工作坊的学员们很快就会退回到他们原来习惯的旧模式里去（Miller, Yahne, Moyers, Martinez, & Pirritano, 2004; Rakovshik & McManus, 2010; Sholomskas et al., 2005）。牛津认知治疗中心提供了一个类似形式的督导师发展项目，整个项目一共有 5 次连续的工作坊。在这些短期工作坊的间隔期，学员们学习如何成为一名 CBT 督导师和训练师，中心指定资深的心理学家布置作业给学员并评价学员的进步。

　　第二个模型面向仍处于治疗师训练阶段、尚未获得资格认证的高年级研究生，包括一个学期或一学年的系统课程学习（这是取得最终学位的部分要求）。作为研究生训练的一部分，这门系统课程提供了对各种形式教学方法的充分重复学习，包括推荐的阅读材料，对这些阅读材料的课堂讨论，在课堂上听或看 CBT 会谈的录音录像然后进行现场督导练习（例如，录音录像中的治疗师与课堂上的其他人共同分享他们对录音录像中所发生的过程的看法），学会使用相关的量表对录音录像中治疗师的表现进行评分（如 CTRS；Young & Beck, 1980），以及角色扮演。这一训练中的角色扮演通常采取三人小组的形式，其中两名学生分别扮演治疗师与来访者，第三名学生则对他们之间的互动进行督导，或者也可以增加第四个人作为过程指导，其角色相当于元督导师，在三人督导练习结束后对督导师角色提供反馈。

作者之一曾指导过面向高年级研究生 CBT 取向临床心理学博士项目的一个督导训练课程（Newman，2013），整个课程分为以下几个训练模块（每个模块都设置了不同的阅读及作业任务）：

1. 关于临床督导师必须具备的主要责任与胜任力的概述。
2. 督导关系。
3. 在督导中熟悉有关伦理和跨文化议题并保持敏感性。
4. 最大程度提高受训者的 CBT 胜任力（并实施 CTRS 评估）。
5. 文档记录、提供反馈以及督导师的评价角色。
6. 帮助受督者处理高危来访者及危机事件。

课程学习中还进行了现场实践环节，包括指导教师示范、角色扮演，然后全班学生和指导教师都可以提供反馈。注意，关于基础胜任力督导（比如具有专业普遍性）的很多内容都设置在学习的前面阶段，有关功能胜任力（比如 CBT 的特定方法）的教学到第 4 个模块才开始进行，后者需要投入相当多的时间和注意力。

除了阅读任务以外，课程所布置的任务还经常要求研究生们对自己与真正的来访者进行的 CBT 治疗会谈进行录音录像，然后带到课堂上来进行回顾、评估和讨论。也就是说，学生们要做自己的督导师，评价自己作为 CBT 治疗师的工作表现，给自己提出各方面的建设性反馈，包括会谈结构化、运用家庭作业、建立治疗联盟的技能水平、使用个案概念化来设计一个改变策略、聚焦来访者的关键行为与认知、运用 CBT 技术和引导式发现提问、引出反馈，等等。指导教师也可以展示自己与来访者进行 CBT 会谈的录音录像，鼓励学生们对这些会谈过程进行批评和评价！指导教师通过这种方式提供了一个"应对榜样"，这是一种高度有效的方式，可以示范个人发展与技能学习的过程（Bandura, 1986），消除对犯错的恐惧感与羞耻感，鼓励学生以同样的方式进行自我评估与自我改进（参见 Calhoun, Moras, Pilkonis, & Rehm, 1998）。指导教师只需要给予一些鼓励，就能去除学生的自我抑制，他们很快就开始在课堂上大胆地实践自己的督导技能。在这种互相协作的课堂气氛中，所有的反馈都是为了帮助一个人成为更好的CBT 治疗师。

值得注意的是，有关督导中的跨文化与伦理议题的课程模块，以及督导中处理高危来访者的模块，并不意味着要提供在相关主题上的明确答案。因为在这些重要领域中，经常会涉及一些灰色地带，需要专业工作者对事件的背景有充分的理解，有时候可能还需要寻求额外的顾问指导。所以，课堂上也会经常举行关于各种假想的督导情境的现场讨论，讨论的标题通常为："如果你是督导师，你会如何处理下面这个情境？"下面列出其中的一些例子：

■ 你的受督者问你，他是否可以接受来访者赠送的礼物。

- 你的受督者是西班牙后裔。你接到她的来访者的电话，称他希望到一位"白人治疗师"那里接受治疗。

- 你的受督者说，"我努力帮助我的来访者改变她那适应不良的全或无信念，即她认为如果告诉家人自己正在与一名具有不同宗教信仰的男孩谈恋爱，她的家人就会与她断绝关系，但是她很难改变。"

- 你的受督者说，"我与来访者 X 先生进行工作时感到毛骨悚然、很没有安全感。"

- 你的受督者来自亚州南部，你想给她分配的一名新来访者碰巧也来自南亚。你认为他们之间可能比较匹配，但是你有必要这么做吗？

- 你在与受督者的会谈中忽然想到，你有段时间没有讨论她的一名具有慢性自杀倾向的来访者了。你向受督者询问此事，她回答说"来访者已经从治疗中脱落了"。

有关上述这些（或其他）假想的督导情境的课堂讨论可以帮助受训者学习像督导师一样思考，这包括学生必须有意愿承担责任以向受督者提供胜任的专业指导，并且知道何时应该向他人寻求顾问咨询。这种类型的督导训练课程还可以帮助学生更多地意识到，有哪些重要的主题是他们需要与自己当前的临床督导师讨论的，包括预防或处理高危情境、解决伦理困境、努力消除可能影响治疗或督导的文化偏见。通过这样的学习训练，课程中的全体学生就能提高对自己的专业要求，从而最终可以惠及来访者。

督导师的继续学习和顾问咨询以及元督导

　　成为一名 CBT 督导师并不是一个结果，而是贯穿整个职业生涯的一个持续过程。作为专业人员，督导师的持续发展与成长——从胜任转变为真正的行业专家——要求对自己的工作进行自我监控，并在需要时向其他专业人员寻求顾问咨询。顾问咨询的形式可以是在一个组织或临床机构内定期举行督导师会议，这种会议具有朋辈督导（例如，互相监督避免偏离督导方案）和解决管理问题（例如，如何妥善处理某个在实习工作中遇到困难的研究生）的双重功能。更加正式的顾问咨询形式涉及对督导的督导，也称为元督导（Newman, 2013），即由经验丰富的督导师对一名初级督导师（或在 CBT 领域经验不足的督导师）提供监督与反馈。由于初级督导师承担着治疗师的训练以及来访者的健康的临床与法律责任，因此元督导师主要侧重于促进初级督导师的自我反思而不是对他们发布命令。正如巴顿（Barton, 2015）很贴切地指出，"这是一个学习园地而不是一连串命令。"元督导师会努力帮助受训督导师提高其整体督导技能，特别是扩展与加深他们的CBT 督导能力，为申请资格认证而接受正式评价（如，获得认知治疗学会认证的高级督导师资格），并对如何处理受训督导师临床责任范围内的案例*提供额外指导。

　　元督导也有助于改善督导师与受督者之间的工作关系，帮助他们更有效地互相合作，从而帮助到每一个人，最重要的是帮助到来访者。阿姆斯特朗和弗里斯顿（Armstrong & Freeston，2006）提供了一个很好的示例，在他们描述的案例中，督导师与受督者在案例工作方法上产生了意见分歧。督导师对个案概念化进行了评价，希望受督者更多地觉察与思考如何将干预方法与来访者的个人独特需要相匹配。而受督者则相反，由于受到临床机构的管理压力，需要帮助来访者尽快改善问题以提高个案治疗的周转率，因此希望聚焦于尽快教给来访者一些通用的应对技能。作者说，如果元督导师能注意到督导中的这个问题，将可以利用这个机会向督导师提出有益的反馈，强调督导中需要构建更好的目标一致性，并建议督导师应认可和共情受督者所感受到的业绩压力。接下来，元督导师还可以进行一个角色扮演，帮助督导师练习如何以一种彼此和谐的方式将 CBT 技能教学与关注治疗中的个案概念化问题结合起来。这样，督导师就能充分准备好去修复督导关系中的裂痕，改善督导会谈中的沟通效果，增强双方在帮助来访者这一共同目标上的凝聚力。

　　另一个例子是纽曼（2013）所描述的，利用元督导来提醒督导师要努力提高 CBT 督导中的文化胜任力。在这个例子中，元督

---

* 包括该督导师督导的治疗师的来访者。——译者注

导师为一名男性、美国本土心理学家，他的督导对象为一名男性、来自亚洲的精神科医生，正在一个国际训练项目（贝克认知行为治疗研究所）中接受 CBT 督导训练。美国元督导师观看了亚洲精神科医生（在他本国的办公室里进行）的一个督导会谈录像，受督者为一名女性精神科住院医生。这两名亚洲的专业人员用英语进行督导会谈，为的是让元督导师可以听懂他们的对话。他们讨论的一名来访者表现出明显的焦虑和回避倾向，针对这名来访者的治疗计划中包括了有计划的暴露练习，这是一种已得到充分认可的、有循证依据的干预方法。遗憾的是，通过督导录像中的督导师与受督者的对话可以得知，来访者不愿意做之前布置给他的想象暴露家庭作业，于是住院医生决定尊重来访者的请求，跳过这个作业练习，至少可以暂时不做。作为督导师的精神科医生，他很有技巧地帮助住院医生对来访者适应不良的回避行为进行概念化理解，对来访者表达共情，同时寻找有效的方法激励来访者进行逐级暴露练习。住院医生安静地听着，很有礼貌地同意下次会谈按照这一方案去做。

美国元督导师对精神科医生的专业性以及对这名住院医生进行督导会谈的胜任力给予了高度评价，但同时提出了一个与文化相关的问题。元督导师注意到，那名住院医生在同意督导师的意见、要继续帮助来访者面对想象暴露练习时，她说话语速缓慢、声音很小而且很有礼貌。美国元督导师很怀疑这名住院医生是否在面对年长的男性来访者（他不愿意接受计划好的干预方法）时试图保持恭敬和尊重，因此在推进治疗计划时感到有点为难，而现在，她也试图对年长的男性督导师保持恭敬和尊重，后者鼓励她要继续推进暴露干预计划。美国元督导师解释说，女性受督者在督导中安静、端庄的态度支持了这一假设。美国元督导师同时也很恭敬地补充说，他不认为一名年轻的亚洲女性（尤其是接受过良好的高等教育的）必须要对一名年长的亚洲男性表现出被动和恭敬，但同时他希望能有机会了解与当地文化相关的一些现象。通过这种方式，元督导师试探性地提出了这个文化相关议题，希望能够了解精神科医生督导师在这个议题上的观点。

亚洲督导师友好地纠正了美国元督导师对这个问题的看法，他说，很多证据都表明，这名住院医生受督者对来访者的治疗工作是非常胜任的，包括设定限制和治疗会谈的组织，有时候她也会在督导中表达与督导师不同的观点，因此督导师相信，受督者并不存在美国元督导师所假设的因文化相关问题而在推进治疗方案中感到为难的可能性。

后来，美国元督导师在对亚洲另一地区的心理健康人员的一次讲座中提到了这个情境。这些亚洲专业人员提出了美国元督导师没有想到的另一种假设。他们认为，如果住院医生受督者在督导中说母语的话，就像她平时习惯的那样，她的语言表达可能就会生动活泼得多。由于在这个特殊的督导会谈中不得不使用英语交流，这可能是受督者看上去显得过于安静和被动的一个重要因素。元督导师从来没有想过这方面的问题，现在他（再次）认识到在开展国际性训练时保持文化敏感性有多么困难，作为白人，多么容易掉进以盎格鲁为中心的语言假设中去。不过总的来说，美国心理学家与亚洲精神科医生之间的元督导过程还是很有建设性的，精神科医生说，他在元督导中得到的指导与肯定对于他与住院医生之间的督导工作很有帮助。

督导师的健康

CBT 的临床工作是非常有意义的和有成就感的，但是作为治疗师或督导师的责任又是艰巨而令人紧张的。为了给受督者和来访者树立良好的健康榜样，有效地行使我们的专业角色功能，我们需要把自己的健康放在首位，有时候也需要运用我们教给他人的应对技能来帮助自己。当治疗师主动在自己身上应用 CBT 方法时，他们将获得很有价值的实战技术经验，并能更好地对来访者学习认知行为改变的试错过程产生共情的感受。他们也能更有效地鼓舞自己的工作士气和自我效能感。治疗师在自己身上运用 CBT 方法也有助于对来访者保持共情，当他们的想法使得他们对来访者感到愤怒时，治疗师可以在当下识别和调整自己的情绪反应（参见 Newman, 2012）。这种类型的自我反思实践是发展 CBT 专业技能的一个必要过程（Bennett-Levy et al., 2015）。

临床督导师在培养受训者的自我反思技能时，可以鼓励他们在自己身上运用 CBT 方法。督导师需要营造一个安全、接纳的环境让受训者可以分享他们自己的自动思维（例如，他们对自己所做的工作的看法，或者关于来访者的感受），而不用担心会遭到反对（Newman, 2013）。经过这样的练习，受训者也更加善于鼓励来访者以同样的方式进行自我反思，从而使得治疗会谈更有建设性，更多地将 CBT 技能传授给来访者。

督导师的健康与治疗师的健康有着密切的联系。这两种职业角色都承担着高水平的责任，需要接触大量令人痛苦的临床故事，分担帮助对象的许多负面情绪，其工作过程可能还会面临他人的审查或苛责。保持个人健康——无论是督导师还是受督者——需要能够在自己身上应用 CBT 的方法，客观看待所发生的事情（而不是灾难化），采用问题解决策略（而不是感到无助和回避），从消极经历中学习和成长（例如，学会接纳、忍受，甚至是为了成为更好的专业人员而拥抱痛苦感受），对工作过程中时常出现的有意义时刻（例如，对于受到信任和敬重以及能见证一个人的个人成长过程而感到荣幸和自豪）保持正念觉察，并平衡好个人生活中的方方面面，让自己可以适时自我充电、感到充实和精力充沛、沉浸于各种各样的生活体验中。除此之外，别无他法！

CBT 治疗师和督导师在繁忙紧张的工作中可以采取多种方法来保持健康和提高工作效率。例如，在治疗或督导前进行一个简短的正念练习可以提高工作时的警觉性和有效性。在一项随机试验中，顿恩等人（Dunn, Callahan, Swift, & Ivanovic, 2013）发

现，如果治疗师在会见来访者之前先进行 5 分钟的"定心练习
（centering exercise）"（选自 *Acceptance and Commitment Therapy: An
Experiential Approach to Behavior Change*, Hayes, Strosahl, & Wilson,
1999），那么他们对于自己在接下来的治疗会谈中的临在水平会有
更高的评价，来访者对会谈的评价也会更加积极。我们在此建议，
受训者可以自己构建并思考一些鼓舞希望和自我支持的自我陈述，
尤其是在遇到具有高危风险、高度阻抗的来访者考验我们的勇气、
耐心及专业应对能力时，这些自我陈述在治疗前或治疗中（默默
地对自己说）都可以使用。下面是一些示例：

　　"来访者可能不接受我的良好意愿或者不配合我精心设计
的干预方案，但是我会继续坚持努力的。"

　　"不要把它（来访者的负面言论）当回事！这些都是临床
数据。我应该对问题进行概念化、以专业的方式进行反应以
满足来访者的期待。"

　　"作为一名治疗师，我的价值并不完全取决于这个来访者
对治疗的反应。我会继续尽我所能地提供最好的 CBT 治疗。
我已经帮助了其他人，我一定要记住这点。也许我也能帮助
这个来访者。"

同样，督导师也可以寻找自己的自动思维，并进行治疗性的
反应，比如下面这个例子：

自动思维：我的受督者在痛苦挣扎地进行 CBT 治疗，我讨厌对他进行批评的反馈，还要做督导记录。今天的督导真是太痛苦了。

合理反应：当我跟他交流意见时，我可以考虑更加周全和更尊重对方，我可以征求他的反馈。我可以向他表示他在项目中的进步是最重要的。我应该向他示范如何在讨论不愉快的主题时保持相互合作，这也是他在与来访者的工作中需要学习的内容。我应该对自己感到骄傲，我没有推迟这次督导会谈，我主动采取了抵抗回避的行为。

自动思维：我的受督者太多了，有这么多来访者需要我负责，我真是太累了，不想干了！但是这一点都没有用，如果发生了不好的结果，没人会关心我的感受。反正都是我的错！

合理反应：没错，你感到很累，但是你不能太累了，否则就无法很好地完成作为一名督导师和治疗师的艰巨任务。与其担心可能会发生不好的结果，还不如先解决一下问题。至少你有两名同事问过你他们是否可以帮你一些忙，但你总是说不。你可以去跟他们谈谈，看有什么办法可以减少你的督导工作量。

如上，在自己身上应用合理反应、问题解决以及请求他人帮助都是很好的实践方法和榜样作用。这样做可以减缓压力，并且更加清晰地认识到作为一名 CBT 督导师的积极、有利的一面。

第6章

关于督导方法的研究支持与未来发展方向

在过去 20 年里，CBT 督导的状况已经产生了显著的进步：

> 现在，从胜任力模型、关于督导的系统性回顾，以及有关已被验证有效的临床试验的训练与督导的综述文献中，可以总结出一系列关于 CBT 督导最佳实践的推荐方法（Reiser, 2014, pp. 502–503 ）。

这些最佳实践包括：运用体验性方法，比如角色扮演，来促进程序性学习；对受督者（对来访者的工作）和督导师（对受督者的工作）行为的直接观察；应用家庭作业以促进技能的迁移与保持；对（受训者及其来访者）进步与结果的评估测量；以及其他方法（如会谈结构化、运用引导式发现提问、对临床问题的概念化）。这些进步，部分源自重视开发可靠的心理测量工具以评估督导师的指导行为和受督者与来访者的临床工作表现。这么做的一个核心目标是为了确认督导师的哪些行为对于训练受督者的 CBT 能力是最有效的，然后就可以将这些行为编写到手册中，并研究如何运用这些手册更好地训练督导师（Reiser & Milne, 2012 ）。这些任务都颇具挑战性，尽管当前 CBT 督导领域的现状是充满希望的，不过仍有很多工作有待继续努力完成。

测量与结果

前面已经提到，有关督导实践有效性的准确评价部分有赖于可靠、有效的过程测量方法。与治疗依从性和胜任力的编码测量相类似，对 CBT 督导有效性的测量也需要采用特定的手册（有时可能还会联合使用相关的治疗手册），或者 CBT 督导也可以采用更基于原则的方法，而不是规定在哪一次会谈中必须采取哪一种具体的督导活动。

相关文献综述介绍了治疗师开展 CBT 的胜任力测量工具（如，Muse & McManus, 2013），以及督导师指导受训者成为有效的 CBT 治疗师的胜任力测量工具的实证数据（如，Milne & Reiser, 2011; Watkins & Milne, 2014）。此外，科里和兰尼（Corrie & Lane, 2015）的书还提供了另一种可靠的测量工具《督导师评价量表》（The Supervisor Evaluation Scale; Corrie & Worrell, 2012）的副本，牛津认知治疗中心研制了一个简便易用的调查问卷《督导师胜任力量表》（The Supervisor Competency Scale; Rakovshik, 2015）作为对督导师行为的常规评估。读者可以参阅这些文献资料以更全面地了解相应的测量工具。为了简洁起见，我们在这里重点介绍两个测量工具，一个是得到广泛应用的 CBT 胜任力测量工具（我们在前面也多次提到过）——《认知治疗评定量表》（CTRS），另一个是对督导师胜任力的综合测量工具，名为《督导：依从性与指导性评价》（Supervision: Adherence and Guidance Evaluation,

SAGE; Milne, Reiser, Cliffe, & Raine, 2011），这个工具的可靠性已经得到很多研究的支持验证。

《认知治疗评定量表》

CTRS 最初由扬和贝克（Young & Beck, 1980）设计，目的是测量治疗师在进行针对抑郁的认知治疗方案时的依从性与胜任力，后来又有了修订版本（Blackburn et al., 2001），两个版本都可用于治疗师针对各种临床问题开展贝克范式 CBT 治疗的测量评估。从临床和管理的角度出发，CTRS 也被用于评价督导师对 CBT 模型的依从性以及测量督导师是否已经具备熟练开展 CBT 督导的水平。例如，虽然在不同的机构和治疗方案中，使用 CTRS 衡量 CBT 治疗师胜任力的临界分值分别为 36、39 或 40（量表得分范围为 0 ~ 60）（参见 McManus, Rakovshik, Kennerley, Fennell, & Westbrook, 2012），但是贝克认知行为治疗研究所对督导师训练项目申请者的录用标准是两次 CTRS 评估都要达到 50 分或以上。尽管我们已经提到过，CBT 治疗与 CBT 督导有很多共同之处，CTRS 中也有不少条目直接与 CBT 督导的有效方法相关（例如，设置议程、合作性、步调一致、人际有效性、聚焦关键认知与行为、基于概念化的改变策略、引出反馈、布置家庭作业等），但是 CTRS 并没有明确评估已被确认为循证督导实践方法的一些重要方面（例如，运用多模式教学法、采用录像观察、评估），因此，CTRS 并不是最理想的督导评价工具。当然另一方面，当督导中定期使用 CTRS 进行评价时，受督者的来访者也表现出更好的治疗效果（Simons et al., 2010），这也证明对受督者进步的持续评估是有益处的。

尽管 CTRS 得到广泛应用以及很多研究的验证（Trepka, Rees, Shapiro, Hardy, & Barkham, 2004），但是两个版本的评估者一致性信度结果并不一致（Muse & McManus, 2013）。因此，有关 CBT 治疗师胜任力评估的一个未来研究方向是进一步完善测量工具的信效度，以及应用 CTRS 探讨督导师胜任力、治疗师胜任力以及来访者治疗效果之间的相互关联（参见 Webb, DeRubeis, & Barber, 2010）。

《督导：依从性与指导性评价》（SAGE）

用于评价督导师 CBT 胜任力的《督导：依从性与指导性评价》（Supervision: Adherence and Guidance Evaluation, SAGE）量表，其概念和方法的发展经历了一个比较长的时期（见 Milne & Reiser, 2014）。SAGE 涵盖了三个较大范畴内共 22 个针对督导师的评价条目，每个条目的评分范围是 0 ~ 6（与 CTRS 类似，从"没有"到"熟练完成"）。其中一个范畴属于"共同因素"，包括建立人际关系和合作性这样的条目。第二个范畴称为"督导循环"，条目内容主要包括设置议程、（提供和接收）反馈、评价、提问、倾听和教学。第三个范畴称为"受督者循环"，评分条目包括概念化和治疗计划等。值得注意的是，评估者（本质上就是元督导师）也可以提供一个质性的书面反馈以解释评价的依据、提出具体的改进建议或者给予积极评价。SAGE 有配套的评分手册，依据手册指导，"该量表可用于评价督导师的胜任力，考查督导师对督导（尤其是 CBT 督导）标准的依从性，通过向督导师提供详细的反馈来促进实践能力，以及反映不同的督导风格"（Milne & Reiser, 2014, p. 410）。目前很多正在进行的研究都采用 SAGE 作为测量工具。从未来研究方向来看，这一评价体系无疑将在关于 CBT 督导胜任力指南的实证研究中起到非常重要的作用，在研究 CBT 督导对于受督者和他们的来访者的影响作用中也有重要作用。米尔恩（Milne, 2014）编制了与 SAGE 配套使用的一个补充问卷《教学与督导的组成及经验学习评价》（Rating of Experiential Learning and Components of Teaching & Supervision, REACT），包含 11 个条目，主要是收集受督者对督导体验的反馈。与 SAGE 相似，REACT 可同时收集量化与质性数据。REACT 的心理测量学指标都比较好，因而是未来研究中可以使用的另一个良好的测量工具。

　　关于临床督导研究的近期综述文献显示，当前研究的重点更多聚焦于督导过程而非结果（如，Pilling & Roth, 2014; Roth & Pilling, 2008b）。督导师胜任力与来访者的积极改变之间的关联性很难系统性地得到证明（参见 Bambling, King, Raue, Schweitzer, & Lambert, 2006），尽管从督导师到受督者再到来访者这个连锁关系中，每一个链接的直接关联都已经得到了更多证据支持，即胜任的督导促进受督者的临床胜任力（例如，提升受督者建立联盟的能力、会谈技能、技术方法等，见 Beinart, 2014; Inman et al., 2014; Mannix et al., 2006; Reiser, 2014; Roth & Pilling, 2008b)，具备更高 CBT 胜任力的治疗师也能帮助来访者取得更好的 CBT 治疗效果（如，Brown et al., 2013; Ginzburget al., 2012; Kuyken & Tsivrikos, 2009; Strunk, Brotman, DeRubeis, & Hollon, 2010; Trepka et al., 2004)。事实上，曼尼克斯等人（Mannix et al., 2006 ）的随机对照试验研究表明，胜任的 CBT 督导在跨学科之间应用也具有有效性。这项里程碑式的研究涉及有关临终关怀护士为癌症病人提供 CBT 应对技术的训练与督导，作者发现，与 6 个月后停止督导的对照组护士相比，接受连续督导的实验组护士表现出在 CBT 核心技能方面明显更好的工作效果，并能保持作为 CBT 治疗人员的自信。在项目开始的最初 6 个月，两组护士都接受了为期 12 天的 CBT 教学指导和技能练习督导，均较好地掌握了相关的 CBT 技能。从这些研究结果中作者得出结论说，在这个护士群体中，督导对于保持 CBT 技能并有信心在实践中应用是必不可少的。

尽管要证明督导师行为与来访者治疗效果之间的因果关系并不容易，但仍有一些数据让我们有理由乐观地相信，我们有能力确定督导师胜任力的关键要素，并确定督导师行为对受训者工作效能与来访者进步的影响。例如，在一项关于 CBT 督导到 CBT 实践的影响迁移的量化与质性内容分析研究中，研究者分析了 10 轮督导—治疗循环的 20 个录音材料，证明"尽管这是一个无对照组的 $n = 1$ 研究设计，但是督导清晰地、反复地改善了对来访者的治疗"（Milne, Pilkington, Gracie, & James, 2003, cited in Milne, 2014, pp. 52–53）。米尔恩（Milne, 2014）对大量在英国和澳大利亚进行的随机对照研究进行了文献回顾后发现，督导与来访者的治疗效果之间是存在相关性的，但是他提醒读者在判断因果关系时应小心谨慎，因为督导师的行为并没有得到全面的测量，而且也无法确定该研究中对 CBT 方法的依从性水平。米尔恩建议对 CBT 督导有效性的未来研究最好能更加注重研究督导的设计、实施以及对受督者学习和实践行动的影响作用，而不是仅仅关注来访者的治疗效果，他认为来访者的变量增加了研究的随机干扰，影响对因果链条源头——督导师胜任力水平的评价（可参见 Reiser & Milne, 2014）。

由于测量工具还不具备足够强的心理测量学水平以准确评估来访者的不同功能水平与参与度，因此要在某一时间评估某一名治疗师的胜任力与来访者治疗效果之间的关系是很困难的。这个问题的补救办法是通过大样本调查来获得数据，例如对整个训练项目的效果进行评价，或者进行大规模的治疗效果研究（Muse & McManus, 2013; Webb et al., 2010）。当采用更大样本的研究数据进行分析时，我们的结论也更具可信度，督导师对循证实践的依从性有助于提高受督者对治疗方案的依从性（Inman et al., 2014），督导关系的积极评分越高，受督者也表现出更好的发展和学习效果（Beinart, 2014）。

接下来我们介绍一下本领域的最新进展及其相关的未来发展方向，包括（1）对督导师的常规、系统性早期训练；（2）对全球范围内的督导方法进行推广和评价；（3）将对督导实践的监督扩展到整个职业生涯范畴；（4）（借助于明确、相应的专业指南）更加全面、安全地使用技术。

对督导师的常规、系统性早期训练

在临床督导领域的早期，新督导师与他们的首个受督者开始工作时才开始自己的首次"训练"，现在情况已经不同了。临床督导领域已经认识到系统性指导是顺利开展督导工作的一个必要的前提条件（American Psychological Association and Commission on Accreditation, 2009），而且这种指导的内容应该源自与被督导的治疗模型相关的循证实践结果。关于督导最佳实践的研究是一个新近才开始发展的领域，但是随着时间推移必将有不断增长的数据库可用以构建有效地训练受训治疗师临床技能的督导项目。这些研究的最终目标是证明，早期的系统性督导训练将培养出更好的督导师，继而培养出更具胜任力的治疗师，其结果将使来访者更健康和获得更持久的治疗效果。

随着未来对督导进行更多的研究，我们就能获得更加广泛的数据基础，以构建关于最佳实践的训练课程。在将来，研究生阶段的督导训练将不再是一种新的前沿课程而是作为规范的早期专业课程的必要组成部分。受训治疗师同时也会成为受训督导师，通过这种更高要求的师徒制培养模式，学生们将对自己所接受督

导的关键成分有更多了解。对临床督导领域每个部分成员的标准
自然也会有更高的设置，因为督导师若要保持其胜任力，就必须
与本领域的进展保持同步以满足受训者的学习需要，以帮助受训
者更好地接受和适应申请执照与认证所必需的专业要求。所有这
些都将有助于改进对来访者提供的 CBT 实践，我们预期未来的研
究将会证明这一训练体系的有效性。

对全球范围内的督导方法进行推广和评价

认知行为治疗是从以英语为母语的文化体系内发展出来的一
种治疗模式，这一治疗方法如在世界范围内使用就需要进行调整
以适应非英语、非西方的文化环境。在过去几十年里，随着大量
有关 CBT 临床试验的数据支持，以及社会、政治、技术发展对世
界的快速改变，在全球范围内已经建立起许多 CBT 学术与临床中
心。事实上，目前全球六大洲都已经建立了 CBT 中枢（未来某一
天，在南极洲为寂寞、焦虑的科学家和环境保护主义者建立一个
CBT 中心也不是不可能的）。

临床领域现在越来越关注 CBT 概念化和干预所必须重视的
文化适应问题（参见 Hays & Iwamasa, 2006; Tsui, O' Donoghue, &
Ng, 2014），因此，对于主要在非英语文化地区从事临床实践的督
导师进行训练和认证的需求也在不断地增长。诸如认知治疗学会
这样的专业机构，部分通过其国际邮件组服务，已经开始建立一

个全球性的更加多元文化的、多语种的、经验丰富的临床专家团队，可对不同语言环境下进行的治疗会谈提供督导师或元督导师人选。例如，当认知治疗学会认证申请人提交的申请材料中包括一个 CBT 会谈的录音录像文件时，很可能被交给一位能直接理解该种语言的资深临床专家来审核并做出正式评价，而不会尝试将记录文件翻译成英语以免产生误解。

我们已经说过，获得跨文化知识以及相应的临床胜任力是一个持续终生的努力过程。因此，在任何时候，督导师与受督者都需要学习不同种族、不同地区的来访者的常规信念系统与行为规范，同时也要清楚地了解国际上不同国家的伦理守则所存在的差别（Thomas, 2014）。随着国际性训练机会的不断增加（以及技术发展使得安全的远程督导得以进行），督导师很有必要向受督者学习，从而能够对 CBT 进行调整以应用于受督者的来访者。胜任的CBT 督导师不会将跨文化适应的问题视为训练过程中的一个"疑难问题"，而会欣然将其视为一个很好的双方协同学习的机会。

跨文化议题在国际性的合作研究项目中也具有重要的影响，协同研究者们应考虑所采用的测量工具（包括自我报告以及观察性他评量表）需要经过修订后，才能应用于不同的语言和不同的社会。米尔恩与莱瑟（Milne & Reiser, 2014）提到一件幽默的逸事，说明即使是在使用相同母语的研究者之间，也有可能存在文化差异。当米尔恩（来自英国）使用 SAGE 对莱瑟（来自美国）的督导会谈进行评估时，米尔恩感到莱瑟的乐观、鼓励态度与大不列颠人习惯的理解风格有点不一致，如果米尔恩没能觉察到这一文化差异，就很可能导致对莱瑟的评分偏低。值得注意的是，米尔恩秉持"每个人都是学生"这一信念，并幽默地补充说，在对莱瑟督导会谈的质性评估过程中，他学会了"尝试变得更加积极一点"（p. 411）。

改进并扩展对督导实践的监督至整个职业生涯范畴

　　为响应对督导相关培训、实践与研究的更多需求，执照审核与资格认证委员会将要求督导师必须例行提交自己定期参与督导相关的继续教育证明。此外，更多专业人员将有机会参与针对督导的临床研究项目，这样他们就能接受到更多的训练以及元督导。研究生训练项目将更加重视督导师的定期会议、收集学生们对督导师的评价、对督导会谈的录音录像归档以便用于监督和未来训练的目的。经过一定的时间，这些要求就会成为常规。

　　跟以前相比，当前 CBT 督导更早地被引入一个人的职业生涯中。所以，对心理健康领域研究生项目进行论证的认证委员会，将以更高的标准来评价这些项目是否包含督导师训练的基础内容。在职业生涯发展的另一端，从业执照更新时也会要求专业人员必须参加持续的知识更新训练，以更好地开展督导实践。

采用专业指南，更加全面、安全地使用技术

正如罗斯曼涅尔（Rousmaniere, 2014）在书中所详细描述的，"过去 20 年，我们见证了为实施与改善督导和训练所采用的技术数量的爆发性增长，比如网络视频会议……基于网络的临床效果追踪软件，以及心理治疗视频编码软件"（p. 204）。这些技术发展的结果，使得远程督导和训练很快就成为司空见惯的事，并且这一趋势只会越来越普遍，特别是考虑到这一方式的优势是可以减少差旅支出、与遥远地区的临床工作者进行沟通，以及促进对效果（例如，治疗师的胜任力、来访者的健康）的评估等。罗斯曼涅尔（Rousmaniere, 2014）还指出，这些技术进步的同时，给临床领域带来了许多实践与法律－伦理方面的问题与挑战，急需在当前尽快解决。例如，如果来访者的录音录像文件是通过移动设备或者"云技术"传递的，那么督导师如何保护来访者的隐私信息？督导师胜任力中该要求什么程度的技术胜任力从而可以保证督导师正确使用新设备、新方法，以安全地接收、传递、保存、删除敏感临床资料？远程督导会如何影响督导关系以及相应的来访者的治疗效果？来访者如何能获得准确、全面及经常的信息更新，以便他们了解自己的个人信息以什么方式被沟通和保护，从而真正做到"知情"同意？

类似这样的问题随着时间会引起更多的注意，除了学术讨论，相应的新政策与规定也需要进行定期更新。

上述及其他问题已经在某种程度上得到解决，罗斯曼涅尔（Rousmaniere, 2014）在关于选择基于云技术的文件存储与发送服务——以及远程心理治疗服务项目——同时又不违反美国《健康保险携带和责任法案》（Health Insurance Portability and Accountability Act, HIPAA）方面提供了有用的建议。他同时强调，如果督导师（未经确认就）默认这些设备、服务或项目是物理隔离的、仅用于单一目的的及私密的（而非公开的），将带来极大的危害。他建议，督导师需要提前预想到更不利的一面，即来访者的敏感信息也是技术生态系统的一部分，除非人们主动采取措施隔离这些信息（例如，设置强密码、文件加密、周密设置私密环境以确保"私密性"）。在美国，美国心理学会已经发布了《远程心理服务指南》（Guidelines for the Practice of Telepsychology, APA, 2013），敦促临床督导师们尽可能继续提供面对面督导，提高使用技术的熟练程度，必要时咨询相关专业技术人员，以减少因不断发展的技术进步而带来的风险。这些繁重却又十分必要的工作步骤，将日渐成为督导师工作责任的一个常规部分。

在更加个人的层面上，督导师与受督者需要协商一致，当督导时间以外发生紧急临床情况时，该如何进行联系（例如，可以通过短信联系吗？）。还有一个问题就是，远程督导是否影响受督者在督导中的学习体验质量。幸运的是，有关这一主题的研究结果是比较积极的，几项研究都表明，网络督导与面对面个体督导同样有效，督导师与受督者对两种督导条件下督导关系质量的感受并没有显著差别（综述请参见 Inman et al., 2014）。

结束语

　　总的来说，无论 CBT 督导采用远程形式还是面对面形式，个体督导还是小组督导，在相同文化背景下还是跨文化督导，作为临床试验一部分还是常规临床训练，在早期专业发展阶段还是继续教育阶段，发生在督导师与受督者之间还是元督导师与督导师之间，这个领域都已经发展到了一个转折点。CBT 督导在训练中滞后，督导被认为是自然获得的胜任力，督导方法未经研究评估和检验，以及在文献研究中被忽略的时代早已经过去了。现在，关于 CBT 督导的实证研究已经越来越多，同时也发展出广受欢迎的专业标准、手册、书籍以及评价工具，从而让我们能够更好地理解并进一步发展督导这一重要的专业领域。

　　我们希望，这本简明手册可为任何一位希望从事 CBT 督导的人士提供方便、清晰的参考。作为临床心理学家，我们在直接面向 CBT 治疗师的训练与督导方面付出了（还将继续付出）相当一部分职业生涯时间，我们亲身体会到，能够帮助受督者学习将循证 CBT 方法的力量与希望带给来访者是非常有意义的一项工作，无论是现在还是将来。我们祝愿，你们一样能在事业上一切顺利。

推荐读物

Bennett-Levy, J., Thwaites, R., Haarhoff, B., & Perry, H. (2015). *Experiencing CBT from the inside out: A self-practice/self-reflection workbook for therapists.* New York, NY: Guilford.
Provides an excellent program of self-application of cognitive–behavioral therapy (CBT) for practitioners. A great resource for the learning of self-reflection, and the practicing of clinician self-care.

Corrie, S., & Lane, D. A. (2015). *CBT supervision.* London, United Kingdom: Sage. Allows readers from the United States to get a sense of the delivery of CBT supervision and treatment from the British socio-political-economic system, thus bringing the issue of context to the fore.

Milne, D. (2009). *Evidence-based clinical supervision: Principles and practice.*Oxford, United Kingdom: Wiley-Blackwell.
From one of the leaders in empirical modeling and testing of mental health supervision, this text helps the reader appreciate how supervision is being advanced via rigorous research.

Newman, C. F. (2012). *Core competencies in cognitive–behavioral therapy: Becoming a highly effective and competent cognitive–behavioral therapist.* New York, NY: Routledge.
Spells out the knowledge, attitudes, and skills required to deliver top-quality CBT, including many supervision principles and

illustrative vignettes in imparting these competencies to trainees in CBT.

Newman, C. F. (2013). Training cognitive behavioral therapy supervisors: Didactics, simulated practice, and "meta-supervision." *Journal of Cognitive Psychotherapy*, 27, 5–18.

Describes a graduate-level seminar in CBT supervision, as well as an extended vignette of cross-cultural metasupervision, which supplements the summaries of these topics within the body of the Newman and Kaplan text.

Sudak, D. M., Codd, R. T., Ludgate, J., Sokol, L., Fox, M. G., Reiser, R., & Milne,D. L. (2015). *Teaching and supervising cognitive–behavioral therapy.* Hoboken, NJ: Wiley.

The lead author is one of the top CBT psychiatrists in the world, thus giving the reader a prime example of how CBT supervision is applied in an interdisciplinary way.

Watkins, C. E., & Milne, D. L. (Eds.). (2014). *The Wiley international handbook of clinical supervision.* Chichester, West Sussex, United Kingdom: Wiley Blackwell. Encyclopedic in its coverage, this magnum opus covers almost every conceivable special angle on the topic of clinical supervision across theoretical orientations. A comprehensive reference, with writings by top contributors from around the globe.

参考文献

Accreditation Council for Graduate Medical Education. (2001). *Graduate medical education directory, 2001–2002.* Chicago, IL: American Medical Association.

Accreditation Council for Graduate Medical Education. (2014). The Psychiatry Milestone Project: A joint initiative of the Accreditation Council for Graduate Medical Education and the American Board of Psychiatry and Neurology. *Journal of Graduate Medical Education, 6*(suppl. 1), 284–304.

American Psychological Association. (2002). Ethical principles of psychologists and code of conduct. *American Psychologist, 57,* 1060–1073.

American Psychological Association. (2010). *Ethical principles of psychologists and code of conduct (2002, Amended June 1, 2010).*

American Psychological Association. (2013). Guidelines for the practice of telepsychology: Joint task force for the development of telepsychology guidelines for psychologists. *American Psychologist, 68,* 791–800.

American Psychological Association and Commission on Accreditation. (2009). Accredited internship and postdoctoral programs for training in psychology. *American Psychologist, 64,* 891–916.

Ancis, J. R., & Ladany, N. (2010). A multicultural framework for counselor supervision. In N. Ladany & L. J. Bradley (Eds.), *Counsellor supervision* (pp. 53–95). New York, NY: Routledge.

Armstrong, P. V., & Freeston, M. H. (2006). Conceptualising and formulating cognitive therapy supervision. In N. Tarrier (Ed.), *Case formulation in cognitive– behaviour therapy* (pp. 349–371). New York, NY: Brunner-Routledge.

Bambling, M., King, R., Raue, P., Schweitzer, R., & Lambert, W. (2006). Clinical supervision: Its influence on client-related working alliance and client symptom reduction in the brief treatment of major depression. *Psychotherapy Research*, *16*, 317–331.

Bandura, A. B. (1986). *Social foundations of thought and action: A social cognitive theory.* Englewood, NJ: Prentice Hall.

Barlow, D. H., Ellard, K. K., Fairholme, C. P., Farchione, T. J., Boisseau, C. L., Allen, L. B., & Ehrenrreich-May, J. T. (2011). *Unified protocol for transdiagnostic treatment of emotional disorders.* New York, NY: Oxford University Press.

Barton, S. (2015, July). Supervisory supervision—Conceptual model and practical guidance. Paper presented at the annual conference of the British Association for Behavioural and Cognitive Psychotherapies, Warwick, United Kingdom.

Beck, A. T. (1976). *Cognitive therapy and the emotional disorders.* New York, NY: International Universities Press.

Beck, A. T., Kovacs, M., & Weissman, A. (1979). Assessment of suicidal intention: The scale for suicide ideation. *Journal of Consulting and Clinical Psychology*, *47*, 343–352.

Beck, A. T., Rush, A. J., Shaw, B., & Emery, G. (1979). *Cognitive therapy of depression.* New York, NY: Guilford.

Beck, A. T., Steer, R. A., & Brown, G. K. (1996). *Manual for the Beck Depression Inventory II.* San Antonio, TX: Psychological Corporation.

Beck, A. T., Wright, F. D., Newman, C. F., & Liese, B. S. (1993). *Cognitive therapy of substance abuse.* New York, NY: Guilford.

Beck, J. S. (2011). *Cognitive behavior therapy: Basics and beyond* (2nd ed.). New York, NY: Guilford.

Beidas, R. S., & Kendall, P. C. (2010). Training therapists in evidence-based practice: A critical review of studies from a systems-contextual perspective. *Clinical Psychology: Science and Practice, 17,* 1–30.

Beinart, H. (2014). Building and sustaining the supervisory relationship. In C. E. Watkins & D. L. Milne (Eds.), *The Wiley international handbook of clinical supervision* (pp. 255–281). Chichester, West Sussex, United Kingdom: Wiley Blackwell.

Belar, C. (2008). Supervisory issues in clinical health psychology. In C. A. Falender & E. P. Shafranske (Eds.), *Casebook for clinical supervision: A competency-based approach* (pp. 197–209). Washington, DC: American Psychological Association.

Bennett-Levy, J. (2006). Therapist skills: A cognitive model of their acquisition and refinement. *Behavioural and Cognitive Psychotherapy, 34,* 57–78.

Bennett-Levy, J., McManus, F., Westling, B. E., & Fennell, M. (2009). Acquiring and refining CBT skills and competencies: Which training methods are perceived to be most effective? *Behavioural and Cognitive Psychotherapy, 37,* 571–583.

Bennett-Levy, J., & Padesky, C. A. (2014). Use it or lose it: Post-workshop reflection enhances learning and utilization of CBT skills. *Cognitive and Behavioral Practice*, *21*, 12–19.

Bennett-Levy, J., Thwaites, R., Haarhoff, B., & Perry, H. (2015). *Experiencing CBT from the inside out: A self-practice/self-reflection workbook for therapists.* New York, NY: Guilford.

Bernard, J. M., & Goodyear, R. K. (2014). *Fundamentals of clinical supervision* (5th ed.). Upper Saddle River, NJ: Pearson.

Blackburn, I. M., James, I. A., Milne, D. L., Baker, C., Standart, S., Garland, A., & Reichelt, K. (2001). The revised cognitive therapy scale (CTS-R): Psychometric properties. *Behavioural and Cognitive Psychotherapy*, *29*, 431–446.

Brown, L. A., Craske, M. G., Glenn, D. E., Stein, M. B., Sullivan, G., Sherbourne, C.,... Rose, R. D. (2013). CBT competence in novice therapists improves anxiety outcomes. *Depression and Anxiety*, *30*, 97–115.

Burns, D. D. (1999). *The feeling good handbook.* New York, NY: Penguin Books.

Burns, D. D., & Spangler, D. L. (2000). Does psychotherapy homework lead to improvements in depression in cognitive–behavioral therapy or does improvement lead to increased homework compliance? *Journal of Consulting and Clinical Psychology*, *68*, 46–56.

Calhoun, K. S., Moras, K., Pilkonis, P. A., & Rehm, L. P. (1998). Empirically supported treatments: Implications for training. *Journal of Consulting and Clinical Psychology*, *66*, 151–162.

Campbell, J. M. (2005). *Essentials of clinical supervision.* Hoboken,

NJ: Wiley.

Castro, F. G., Barrera, M., Jr., & Holleran Steiker, L. K. (2010). Issues and challenges in the design of culturally adapted evidence-based interventions. *Annual Review of Clinical Psychology*, *6*, 213–239.

Corrie, S., & Lane, D. A. (2015). *CBT supervision*. London, United Kingdom: Sage.

Corrie, S., & Worrell, M. (2012). *The supervisor evaluation scale*. Unpublished instrument. Available from sarah.corrie@nhs.net.

Council of National Psychological Associations for the Advancement of Ethnic Minority Interests. (2009). *Psychology education and training from culture-specific and multiracial perspectives: Critical issues and recommendations*. Washington, DC: American Psychological Association.

Cummings, J. A., Ballantyne, E. C., & Scallion, L. M. (2015). Essential processes for cognitive behavioral clinical supervision: Agenda setting, problem-solving, and formative feedback. *Psychotherapy*, *52*, 158–163.

Davis, D. D. (2008). *Terminating therapy: A professional guide to ending therapy on a positive note*. Hoboken, NJ: Wiley.

DeLeire, T. (2000). The wage and employment effects of the Americans with Disabilities Act. *The Journal of Human Resources*, *35*, 693–715.

Dobson, D., & Dobson, K. S. (2009). *Evidence-based practice of cognitive–behavioral therapy*. New York, NY: Guilford.

Dryden, W., & Thorne, B. (Eds.). (1991). *Training and supervision for counselling in action*. London, United Kingdom: Sage.

Dunn, R., Callahan, J. L., Swift, J. K., & Ivanovic, M. (2013). Effects of presession centering for therapists on session presence and effectiveness. *Psychotherapy Research, 23,* 78–85.

Edwards, D. (2010). Play and metaphor in clinical supervision: Keeping creativity alive. *The Arts in Psychotherapy, 37,* 248–254.

Eells, T. D. (2011). What is an evidence-based psychotherapy case formulation?*Psychotherapy Bulletin, 46,* 17–21.

Fadiman, A. (1997). *The spirit catches you and you fall down.* New York, NY: Farrar, Straus, & Giroux.

Falender, C. A., & Shafranske, E. P. (in press). *Supervision essentials for a competency-based model.* Washington, DC: American Psychological Association.

Falender, C. A., & Shafranske, E. P. (2004). *Clinical supervision: A competency-based approach.* Washington, DC: American Psychological Association.

Falender, C. A., & Shafranske, E. P. (2007). Competence in competency-based supervision practice: Construct and application. *Professional Psychology: Research and Practice, 38,* 232–240.

Falender, C. A., & Shafranske, E. P. (Eds.). (2008). *Casebook for clinical supervision: A competency-based approach.* Washington, DC: American Psychological Association.

Falender, C. A., & Shafranske, E. P. (2012). *Getting the most out of clinical training and supervision: A guide for practicum students and interns.* Washington, DC: American Psychological Association.

Falender, C. A., Shafranske, E. P., & Falicov, C. J. (Eds.). (2014). *Multiculturalism and diversity in clinical supervision: A competency-based approach.* Washington, DC: American

Psychological Association.

Fleming, I., Gone, R., Diver, A., & Fowler, B. (2007). Risk supervision in Rochdale.*Clinical Psychology Forum*, *176*, 22–25.

Fleming, I., & Steen, L. (2012). *Supervision and clinical psychology: Theory, practice, and perspectives.* London, United Kingdom: Routledge.

Fouad, N. A., Grus, C. L., Hatcher, R. L., Kaslow, N. J., Hutchings, P. S., Madson,M. B., . . . Crossman, R. E. (2009). Competency benchmarks: A model for understanding and measuring competence in professional psychology across training levels. *Training and Education in Professional Psychology*, *3*(4, Suppl), S5–S26.

Frankl,V. (1959). *Man's search for meaning.* New York, NY: Washington Square Press.

Friedberg, R. D., Gorman, A. A., & Beidel, D. C. (2009). Training psychologists for cognitive–behavioral therapy in the raw world: A rubric for supervisors. *Behavior Modification*, *33*, 104–123.

Friedberg, R. D., Mahr, S., & Mahr, F. (2010). Training psychiatrists in cognitive behavioral therapy: Current status and horizons. *Current Psychiatry Reviews*, *6*, 159–170.

Ginzburg, D. M., Bohn, C., Höfling, V., Weck, F., Clark, D. M., & Stangier, U. (2012). Treatment specific competence predicts outcome in cognitive therapy for social anxiety disorder. *Behaviour Research and Therapy*, *50*, 747–752.

Greenberger, D., & Padesky, C. (2015). *Mind over mood* (2nd ed.). New York, NY: Guilford.

Griner, D., & Smith, T. B. (2006). Culturally adapted mental health intervention: A meta-analytic review. *Psychotherapy: Theory, Research, Practice, Training, 43*, 531–548.

Hawkins, P., & Shohet, R. (2012). *Supervision in the helping professions* (4th ed.).Maidenhead, Berkshire, United Kingdom: Open University Press.

Hayes, S. C., Strosahl, K. D., & Wilson, K. G. (1999). *Acceptance and commitment therapy: An experiential approach to behavior change.* New York, NY: Guilford.

Hays, P. A., & Iwamasa, G. Y. (Eds.). (2006). *Culturally responsive cognitive– behavioral therapy: Assessment, practice, and supervision.* Washington, DC: American Psychological Association.

Hipple, J., & Beamish, P. M. (2007). Supervision of counselor trainees with clients in crisis. *Journal of Professional Counseling: Practice, Theory, & Research, 35*, 1–16.

Huey, S. J., Jr., & Polo, A. J. (2008). Evidence-based psychosocial treatments for ethnic minority youth. *Journal of Clinical Child and Adolescent Psychology, 37*, 262–301.

Inman, A. G. (2006). Supervisor multicultural competence and its relation to supervisory process and outcome. *Journal of Marital and Family Therapy, 32*, 73–85.

Inman, A. G., Hutman, H., Pendse, A., Devdas, L., Luu, L., & Ellis, M. V. (2014). Current trends concerning supervisors, supervisees, and clients in clinical supervision. In C. E. Watkins & D. L. Milne (Eds.), *The Wiley international handbook of clinical supervision* (pp. 61–102). Chichester, West Sussex, United Kingdom: Wiley Blackwell.

Iwamasa, G. Y., Pai, S. M., & Sorocco, K. H. (2006). Multicultural cognitive– behavioral therapy supervision. In P. A. Hays & G. Y. Iwamasa (Eds.), *Culturally responsive cognitive–behavioral therapy: Assessment, practice, and supervision* (pp. 267–281). Washington, DC: American Psychological Association.

Jamison, K. R. (1995). *An unquiet mind: A memoir of moods and madness.* New York, NY: Vintage Books.

Jarrett, R. B., Vittengl, J. R., Clark, L. A., & Thase, M. E. (2011). Skills of Cognitive Therapy (SoCT): A new measure of patients' comprehension and use. *Psychological Assessment, 23*, 578–586.

Joint Task Force for the Development of Telepsychology Guidelines for Psychologists. (2013). Guidelines for the practice of telepsychology. *American Psychologist, 68*, 791–800.

Kamholz, B. W., Liverant, G. I., Black, S., Aaronson, C. J., & Hill, J. (2014). Beyond psychologist training: CBT education for psychiatry residents. *The Behavior Therapist, 37*, 218–226.

Kaslow, N. J., & Bell, K. D. (2008). A competency-based approach to supervision. In C. A. Falender & E. P. Shafranske (Eds.), *Clinical casebook for clinical supervision: A competency-based approach* (pp. 17–38). Washington, DC: American Psychological Association.

Kaslow, N. J., Borden, K. A., Collins, F. L., Jr., Forrest, L., Illfelder-Kaye, J., Nelson,P. D., . . . Willmuth, M. E. (2004). Competencies conference: Future directions in education and credentialing in professional psychology. *Journal of Clinical Psychology, 60*(7), 699–712.

Kaslow, N. J., Rubin, N. J., Forrest, L., Elman, N. S., Van Horne, B.

A., Jacobs,S. C., . . . Thorn, B. E. (2007). Recognizing, assessing, and intervening with problems of professional competence. *Professional Psychology: Research and Practice*, *38*, 479–492.

Kazantzis, N., Whittington, C., & Dattilio, F. (2010). Meta-analysis of homework effects in cognitive and behavioral therapy: A replication and extension. *Clinical Psychology: Science and Practice*, *17*, 144–156.

Kendall, P. C., Gosch, E., Furr, J. M., & Sood, E. (2008). Flexibility within fidelity. *Journal of the American Academy of Child and Adolescent Psychiatry*, *47*, 987–993.

Koocher, G. P., Shafranske, E. P., & Falender, C. A. (2008). Addressing ethical and legal issues in clinical supervision. In C. A. Falender & E. P. Shafranske (Eds.), *Casebook for clinical supervision: A competency-based approach* (pp.159–180). Washington, DC: American Psychological Association.

Kroenke, K., Spitzer, R. L., & Williams, J. B. W. (2001). The PHQ-9: Validity of a brief depression severity measure. *Journal of General Internal Medicine*, *16*, 606–613.

Kuyken, W., Padesky, C. A., & Dudley, R. (2009). *Collaborative case conceptualization: Working effectively with clients in cognitive-behavioral therapy*. New York, NY: Guilford.

Kuyken, W., & Tsivrikos, D. (2009). Therapist competence, comorbidity and cognitive–behavioral therapy for depression. *Psychotherapy and Psychosomatics*, *78*, 42–48.

Ladany, N. (2004). Psychotherapy supervision: What lies beneath. *Psychotherapy Research*, *14*, 1–19.

Ladany, N., Friedlander, M. L., & Nelson, M. L. (2005). *Critical events in psychotherapy supervision: An interpersonal approach.* Washington, DC: American Psychological Association.

Ladany, N., Hill, C. E., Corbett, M. M., & Nutt, E. A. (1996). Nature, extent, and importance of what psychotherapy trainees do not disclose to their supervisors. *Journal of Counseling Psychology, 43*, 10–24.

Ladany, N., Lehrman-Waterman, D., Molinaro, M., & Wolgast, B. (1999). Psycho therapy supervisor ethical practices: Adherence to guidelines, supervisory working alliance, and supervisee satisfaction. *The Counseling Psychologist, 27*, 443–475.

Lambert, M. J., Lunnen, K., Umphress, V., Hansen, N., & Burlingame, G. M. (1994). *Administration and scoring manual for the Outcome Questionnaire (OQ-45.1).* Salt Lake City, UT: IHC Center for Behavioral Healthcare Efficacy.

Leahy, R. L. (2003). *Cognitive therapy techniques: A practitioner's guide.* New York, NY: Guilford.

Leahy, R. L., Holland, S. J., & McGinn, L. (2011). *Treatment plans and inter ventions for depression and anxiety disorders: The clinician's toolbox* (2nd ed.). New York, NY: Guilford.

Ledley, D. R., Marx, B. P., & Heimberg, R. H. (2010). *Making cognitivebehavioral therapy work: Clinical process for new practitioners* (2nd ed.). New York, NY: Guilford.

Liese, B. S.,& Beck, J. S.(1997). Cognitive therapy supervision. In C. E.Watkins (Ed.),*Handbook of psychotherapy supervision* (pp. 114–133). New York, NY: Wiley.

Livni, D., Crowe, T. P., & Gonsalvez, C. J. (2012). Effects of supervision modality and intensity on alliance and outcomes for the supervisee. *Rehabilitation Psychology*, *57*, 178–186.

Mannix, K. A., Blackburn, I. M., Garland, A., Gracie, J., Moorey, S., Reid, B., . . . Scott, J. (2006). Effectiveness of brief training in cognitive behaviour therapy techniques for palliative care practitioners. *Palliative Medicine*, *20*, 579–584.

McManus, F., Rakovshik, S., Kennerley, H., Fennell, M., & Westbrook, D. (2012). An investigation of the accuracy of therapists' self-assessment of cognitive– behaviour therapy skills. *British Journal of Clinical Psychology*, *51*, 292–306.

McNeill, B., & Stoltenberg, C. (2016). *Supervision essentials for the integrative developmental model.* Washington, DC: American Psychological Association.

Miller, W. R., Yahne, C. E., Moyers, T. B., Martinez, J., & Pirritano, M. (2004). A randomized trial of methods to help clinicians learn motivational interviewing. *Journal of Consulting and Clinical Psychology*, *72*, 1050–1062.

Milne, D. (2007). An empirical definition of clinical supervision. *British Journal of Clinical Psychology*, *46*, 437–447.

Milne, D. L. (2009). *Evidence-based clinical supervision: Principles and practice.*Oxford, United Kingdom: Wiley-Blackwell.

Milne, D. L. (2014). Toward an evidence-based approach to clinical supervision. In C. E. Watkins & D. L. Milne (Eds.), *The Wiley international handbook of clinical supervision* (pp. 38–60). Chichester, West Sussex, United Kingdom: Wiley Blackwell.

Milne, D. L., Aylott, H., Fitzpatrick, H., & Ellis, M. V. (2008). How does clinical supervision work? Using a "best evidence synthesis" approach to construct a basic model of supervision. *The Clinical*

Supervisor, *27*, 170–190.

Milne, D. L., & Dunkerley, C. (2010). Towards evidence-based clinical supervision: The development and evaluation of four CBT guidelines. *The Cognitive Behaviour Therapist*, *3*, 43–57.

Milne, D. L., Pilkington, J., Gracie, J., & James, I. A. (2003). Transferring skills from supervision to therapy. A qualitative N = 1 analysis. *Behavioural and Cognitive Psychotherapy*, *31*, 193–202.

Milne, D. L., & Reiser, R. (2011). Observing competence in CBT supervision: A systematic review of the available instruments. *The Cognitive Behaviour Therapist*, *4*, 89–100.

Milne, D. L., & Reiser, R. (2014). SAGE: A scale for rating competence in CBT supervision. In C. E. Watkins & D. L. Milne (Eds.), *The Wiley international handbook of clinical supervision* (pp. 402–415). Chichester, West Sussex, United Kingdom: Wiley Blackwell.

Milne, D. L., Reiser, R., Aylott, H., Dunkerley, C., Fitzpatrick, H., & Wharton, S. (2010). The systematic review as an empirical approach to improving CBT supervision. *International Journal of Cognitive Therapy*, *3*, 278–294.

Milne, D. L., Reiser, R. P., Cliffe, T., & Raine, R. (2011). SAGE: Preliminary evaluation of an instrument for observing competence in CBT supervision. *The Cognitive Behaviour Therapist*, *4*, 123–138.

Milne, D. L., Sheikh, A. I., Pattison, S., & Wilkinson, A. (2011). Evidence-based training for clinical supervisors: A systematic review of 11 controlled studies. *The Clinical Supervisor*, *30*, 53–71.

Murphy, M. J., & Wright, D. W. (2005). Supervisees' perspectives of power use in supervision. *Journal of Marital and Family Therapy*, *31*, 283–295.

Muse, K., & McManus, F. (2013). A systematic review of methods for assessing competence in cognitive–behavioural therapy. *Clinical Psychology Review, 33*, 484–499.

Needleman, L. (1999). *Cognitive case conceptualization: A guide for practitioners.* Mahwah, NJ: Lawrence Erlbaum Associates.

Nelson, M. L. (2014). Using the major formats of clinical supervision. In C. E. Watkins & D. L. Milne (Eds.), *The Wiley international handbook of clinical supervision* (pp. 308–328). Chichester, West Sussex, United Kingdom: Wiley Blackwell.

Nelson, M. L., Barnes, K. L., Evans, A. L., & Triggiano, P. J. (2008). Working with conflict in clinical supervision: Wise supervisors' perspectives. *Journal of Counseling Psychology, 55*, 172–184.

Newman, C. F. (1998). Therapeutic and supervisory relationships in cognitive– behavioral therapies: Similarities and differences. *Journal of Cognitive Psychotherapy, 12*, 95–108.

Newman, C. F. (2010). Competency in conducting cognitive–behavioral therapy: Foundational, functional, and supervisory aspects. *Psychotherapy: Theory, Research, Practice, Training, 47*, 12–19.

Newman, C. F. (2012). *Core competencies in cognitive–behavioral therapy: Becoming a highly effective and competent cognitive–behavioral therapist.* New York, NY: Routledge.

Newman, C. F. (2013). Training cognitive behavioral therapy supervisors: Didactics, simulated practice, and "metasupervision." *Journal of Cognitive Psychotherapy*, *27*, 5–18.

Newman, C. F. (2015, June). *Becoming a virtuoso in CBT: Learning and interpreting the "score" with technique and artistry.* Paper delivered at the annual conference of the British Association for Behavioural and Cognitive Psychotherapies, Warwick, United Kingdom.

Newman, C. F., & Beck, J. S. (2008). Selecting, training, and supervising therapists in randomized controlled trials. In A. M. Nezu & C. M. Nezu (Eds.), *Evidence-based outcome research: A practical guide to conducting randomized controlled trials for psychosocial interventions* (pp. 245–262). Oxford, United Kingdom: Oxford University Press.

Norcross, J. C., & Lambert, M. J. (2011). Psychotherapy relationships that work II.*Psychotherapy*, *48*, 4–8.

O'Donohue, W. T., & Fisher, J. E. (Eds.). (2009). *General principles and empirically supported techniques of cognitive–behavior therapy.* Hoboken, NJ: Wiley.

Padesky, C. A. (1996). Developing cognitive therapist competency: Teaching and supervision models. In P. M. Salkovskis (Ed.), *Frontiers of cognitive therapy* (pp. 261–292). New York, NY: Guilford.

Patel, N. (2004). Difference and power in supervision: The case of culture and racism. In I. Fleming & L. Steen (Eds.), *Supervision and clinical psychology: Theory, practice, and perspectives* (pp. 108–134). Hove, East Sussex, United Kingdom:Brunner-Routledge.

Persons, J. (2008). *The case formulation approach to cognitive–*

*behavior therapy.*New York, NY: Guilford.

Phelps, D. L. (2011). Supervisee experiences of corrective feedback in clinical supervision. *Psychotherapy Bulletin, 46*, 14–18.

Pilling, S., & Roth, A. D. (2014). The competent clinical supervisor. In C. E. Watkins & D. L. Milne (Eds.), *The Wiley international handbook of clinical supervision* (pp. 20–37). Chichester, West Sussex, United Kingdom: Wiley Blackwell.

Pope, K. S., & Vasquez, M. J. T. (2011). *Ethics in psychotherapy and counseling: A practical guide.* Hoboken, NJ: Wiley.

Rakovshik, S. (2015, July). *The Supervisor Competence Scale: Development and psychometric properties.* Paper presented at the annual conference of the British Association for Behavioural and Cognitive Psychotherapies, Warwick,United Kingdom.

Rakovshik, S. G., & McManus, F. (2010). Establishing evidence-based training in cognitive behavioral therapy: A review of current empirical findings and theoretical guidance. *Clinical Psychology Review, 30*, 496–516.

Rees, C. S., McEvoy, P., & Nathan, P. R. (2005). Relationship between homework completion and outcome in cognitive behaviour therapy. *Cognitive Behaviour Therapy, 34*, 242–247.

Reiser, R. P. (2014). Supervising cognitive and behavioural therapies. In C. E. Watkins & D. L. Milne (Eds.), *The Wiley international handbook of clinical supervision* (pp. 493–517). Chichester, West Sussex, United Kingdom: Wiley Blackwell.

Reiser, R. P., & Milne, D. (2012). Supervising cognitive-behavioral psychotherapy: Pressing needs, impressing possibilities. *Journal of Contemporary Psychotherapy, 42*, 161–171.

Reiser, R. P., & Milne, D. L. (2014). A systematic review and reformulation of outcome evaluation in clinical supervision: Applying the fidelity framework. *Training and Education in Professional Psychology*, *8*, 149–157.

Rodolfa, E., Bent, R., Eisman, E., Nelson, P., Rehm, L., & Ritchie, P. (2005). A cube model for competency development: Implications for psychology educators and regulators. *Professional Psychology: Research and Practice*, *36*, 347–354.

Ronen, T., & Rosenbaum, M. (1998). Beyond direct verbal instructions in cognitive behavioral supervision. *Cognitive and Behavioral Practice*, *5*, 7–23.

Roth, A. D., & Pilling, S. (2007). *The competences required to deliver effective cognitive and behavioural therapy for people with depression and with anxiety disorders*. London, England: Department of Health.

Roth, A. D., & Pilling, S. (2008a). *The Competence Framework for Supervision*. Retrieved from

Roth, A. D., & Pilling, S. (2008b). Using an evidence-based methodology to identify the competencies required to deliver effective cognitive and behavioural therapy for depression and anxiety disorders. *Behavioural and Cognitive Psychotherapy*, *36*, 129–147.

Rousmaniere, T. (2014). Using technology to enhance clinical supervision and training. In C. E. Watkins & D. L. Milne (Eds.), *The Wiley international handbook of clinical supervision* (pp. 204–237). Chichester, West Sussex, United Kingdom: Wiley Blackwell.

Safran, J. D., & Muran, J. C. (2001). A relational approach to training and supervision in cognitive psychotherapy. *Journal of Cognitive Psychotherapy*, *15*, 3–16.

Scaife, J. (2001). *Supervising the reflective practitioner: An essential guide to theory and practice*. Hove, East Sussex, United Kingdom: Routledge.

Sholomskas, D. E., Syracuse-Siewert, G., Rounsaville, B. J., Ball, S. A., Nuro, K. F.,& Carroll, K. M. (2005). We don't train in vain: A dissemination trial of three strategies of training clinicians in cognitive–behavioral therapy. *Journal of Consulting and Clinical Psychology*, *73*, 106–115.

Simons, A. D., Padesky, C. A., Montemarano, J., Lewis, C. C., Murakami, J., Lamb, K., . . . Beck, A. T. (2010). Training and dissemination of cognitive behavior therapy for depression in adults: A preliminary examination of therapist competence and client outcomes. *Journal of Consulting and Clinical Psychology*, *78*, 751–756.

Stott, R., Mansell, W., Salkovskis, P., Lavender, A., & Cartwright-Hatton, S. (2010). *Oxford guide to metaphors in CBT*. Oxford, United Kingdom: Oxford University Press.

Strauss, J. L., Hayes, A. M., Johnson, S. L., Newman, C. F., Brown, G. K., Barber, J. P., . . . Beck, A. T. (2006). Early alliance, alliance ruptures, and symptom change in a nonrandomized trial of cognitive therapy for avoidant and obsessive-compulsive personality disorders. *Journal of Consulting and Clinical Psychology*, *74*, 337–345.

Strunk, D. R., Brotman, M. A., DeRubeis, R. J., & Hollon, S. D. (2010). Therapist competence in cognitive therapy for depression: Predicting subsequent symp-tom change. *Journal of Consulting and Clinical Psychology, 78*, 429–437.

Strunk, D. R., DeRubeis, R. J., Chiu, A. W., & Alvarez, J. (2007). Patients' competencein and performance of cognitive therapy skills: Relation to the reduction of relapse risk following treatment for depression. *Journal of Consulting and Clinical Psychology, 75*, 523–530.

Sturmey, P. (Ed.). (2009). *Clinical case formulation: Varieties of approaches.* London, United Kingdom: Wiley-Blackwell.

Sudak, D. M. (2009). Training in cognitive behavioral therapy in psychiatry residency: An overview for educators. *Behavior Modification, 33*, 124–137.

Sudak, D. M., Beck, J. S., & Wright, J. (2003). Cognitive behavioral therapy: A blueprint for attaining and assessing psychiatry resident competency. *Academic Psychiatry, 27*, 154–159.

Sudak, D. M., Codd, R. T., Ludgate, J., Sokol, L., Fox, M. G., Reiser, R., & Milne,D.L. (2015). *Teaching and supervising cognitive–behavioral therapy.* Hoboken, NJ: Wiley.

Swift, J. K., Callahan, J. L., Rousmaniere, T. G., Whipple, J. L., Dexter, K., & Wrape,E.R. (2015). Using client outcome monitoring as a tool for supervision. *Psychotherapy, 52*, 180–184.

Tarrier, N. (Ed.). (2006). *Case formulation in cognitive–behavioral therapy: The treatment of challenging and complex cases.* New York, NY: Routledge/Taylor & Francis.

Thomas, J. T. (2007). Informed consent through contracting for supervision: Minimizing risks, enhancing benefits. *Professional Psychology: Research and Practice, 38*, 221–231.

Thomas, J. T. (2014). International ethics for psychotherapy supervisors: Principles, practices, and future directions. In C. E. Watkins & D. L. Milne (Eds.), *The Wiley international handbook of clinical supervision* (pp. 131–154). Chichester, West Sussex, United Kingdom: Wiley Blackwell.

Trepka, C., Rees, A., Shapiro, D. A., Hardy, G. E., & Barkham, M. (2004). Therapist competence and outcome of cognitive therapy for depression. *Cognitive Therapy and Research, 28*, 143–157.

Tsui, M., O'Donoghue, K., & Ng, A. K. T. (2014). Culturally competent and diversity-sensitive clinical supervision: An international perspective. In C. E. Watkins & D. L. Milne (Eds.), *The Wiley international handbook of clinical supervision* (pp. 238–254). Chichester, West Sussex, United Kingdom: Wiley Blackwell.

Waller, G. (2009). Evidence-based treatment and therapist drift. *Behaviour Research and Therapy, 47*, 119–127.

Watkins, C. E., Jr. (Ed.). (1997). *Handbook of psychotherapy supervision.* Hoboken, NJ: Wiley.

Watkins, C. E., Jr. (2011). Psychotherapy supervision since 1909: Some friendly observations about its first century. *Journal of Contemporary Psychotherapy, 41*, 57–67.

Watkins, C. E., & Milne, D. L. (Eds.). (2014). *The Wiley international handbook of clinical supervision.* Chichester, West Sussex, United Kingdom: Wiley Blackwell.

Webb, C. A., DeRubeis, R. J., & Barber, J. P. (2010). Therapist adherence/competence and treatment outcome: A meta-analytic review. *Journal of Consulting and Clinical Psychology, 78*, 200–211.

Young, J., & Beck, A. T. (1980). *The Cognitive Therapy Rating Scale manual.* Unpublished manuscript. University of Pennsylvania.